望京醫鏡

邱模炎

肾脏病中医临证与传承创新实录

栾　洁　浮金晨　张翠芳 / 主编
邱模炎 / 主审

北京科学技术出版社

图书在版编目（CIP）数据

肾脏病中医临证与传承创新实录／栾洁，浮金晨，张翠芳主编. -- 北京：北京科学技术出版社，2025.
ISBN 978-7-5714-4343-6

Ⅰ. R256.5

中国国家版本馆 CIP 数据核字第 2024Y7S354 号

策划编辑：张　田
责任编辑：安致君
责任印制：李　茗
封面设计：米　乐
版式设计：美宸佳印
出 版 人：曾庆宇
出版发行：北京科学技术出版社
社　　址：北京西直门南大街 16 号
邮政编码：100035
电　　话：0086-10-66135495（总编室）　　0086-10-66113227（发行部）
网　　址：www.bkydw.cn
印　　刷：北京中科印刷有限公司
开　　本：850 mm×1168 mm　　1/32
字　　数：112 千字
印　　张：5.875
版　　次：2025 年 9 月第 1 版
印　　次：2025 年 9 月第 1 次印刷
ISBN 978-7-5714-4343-6

定　　价：**69.00 元**

望京醫鏡

编写委员会

顾 问

黄璐琦　朱立国　孙树椿

主 任

李　浩　高景华

副主任（按姓氏笔画排序）

全洪松　杨克新　张　清　赵　勇　俞东青　曹　炜

谢　琪　薛侗枚

指导委员会 （按姓氏笔画排序）

朱云龙　刘祖发　安阿玥　杨国华　肖和印　吴林生
邱模炎　张　宁　张世民　张兴平　陈　枫　周　卫
胡荫奇　夏玉清　徐凌云　高　峰　程　玲　温建民
魏　玮

组织委员会 （按姓氏笔画排序）

丁品胜　于　杰　于忱忱　王　敏　王朝鲁　叶琰龙
朱雨萌　朱钟锐　刘光宇　刘劲松　刘桐辉　孙　婧
张　茗　张兆杰　金秀均　郎森艳　徐一鸣　焦　强
魏　戌

工作委员会 （按姓氏笔画排序）

王　浩　王宏莉　王尚全　王春晖　王德龙　冯敏山
朱光宇　刘　涛　刘世巍　刘惠梅　刘燊仡　张　平
张　然　张　磊　范　肃　秦伟凯　栾　洁　高　坤
郭　凯　梁春玲　蒋科卫　谭展飞　潘珺俊

《肾脏病中医临证与传承创新实录》
编 者 名 单

主 审
邱模炎

主 编
栾 洁　浮金晨　张翠芳

副主编
林名垚　罗金国　陈丽贞　李奇阳

编 者（按姓氏笔画排序）

王 红	王 雷	王冀东	朱 莉	乔 雪	刘 鹏
闫二萍	孙 慧	李 楠	李会芳	李葆青	何 流
邹 浩	宋雨衡	宋欣芸	陈 琳	柯应水	段 瑶
姚晨思	尉万春	韩镇泽	程丽莉	楼立理	熊莉莉

黄　序

　　中医药学包含着中华民族几千年的健康养生理念及其实践经验，是中华文明的瑰宝，凝聚着中国人民和中华民族的博大智慧，是中华民族的伟大创造。作为世界传统医药的杰出代表和重要组成部分，自古以来，中医药以其在疾病预防、治疗、康复等方面的独特优势，始终向世界传递着中华民族的生命智慧和哲学思想，为推动人类医药卫生文明作出了巨大贡献。党中央、国务院历来高度重视中医药工作，党的十八大以来，中医药传承发展进入新时代，中医药高质量发展跑出"加速度"。每一个中医药发展的高峰，都是各时期中医药人才在传承创新中铸就的，历代名医大家的学术经验是中医药学留给我们的宝贵财富，应当"继承好、发展好、利用好"。

　　中国中医科学院望京医院（简称"望京医院"）历经四十余年的传承发展和文化积淀，学术繁荣、名医荟萃，尤其是以尚天裕、孟和为代表的中医骨伤名家曾汇聚于此，留下了许多宝贵的临证经验、学术思想、特色疗法。为贯彻落实党中央、国务院有关中医药传承创新发展的战略部署，望京医院以"高水平中医医院建设项目"为契机，设立"名老医药专家学术经验传承"专项，成立丛书编写委员会，编撰"望京医镜"系列丛书。本套丛书旨在追本溯源、立根铸魂，挖掘整理名医名家经验，探寻中医名家传承谱系及其学术发展脉络，促进传承经验的多途径转化。丛书记录了诸多鲜活的医论、医案、医方，是望京医院中医名家毕生心血经验之凝结，且对中医药在现代医学体系中的价值进行了深入探讨和崭新诠释，推动了中医理论发展，是兼具传承性、创新性、实用性和系统性的守正创新之作，可以惠及后辈、启迪后学。

医镜者，"晓然于辨证用药，真昭彻如镜"，希望"望京医镜"丛书能让广大中医药工作者读后有"昭彻如镜"之感。相信本套丛书的出版能使诸多中医名家的经验成果、思想精髓释放出穿透岁月、历久弥新的光彩，为促进中医药学术思想和临床经验的传承，加快推动中医药事业传承创新发展、共筑健康中国贡献智慧和力量。

中国工程院院士
中国中医科学院院长

2024 年 10 月

中医药学是中华文化智慧的结晶，在几千年与疾病的斗争中不断发展壮大，成为维护人类健康的重要力量。中医药的整体观念与辨证施治的思维模式具有丰厚的中国文化底蕴，体现了自然科学与社会科学、人文科学的高度融合和统一，这正是中医药顽强生命力之所在，也是中医药发挥神奇功效的关键。其实践历经数千年而不衰，并能世代传承不断发展，与经得起检验的良好临床疗效密不可分。

《"健康中国2030"规划纲要》明确提出要"充分发挥中医药独特优势"，弘扬当代名老中医药专家的学术思想和临床诊疗经验，推进中医药文化传承与发展。"望京医镜"系列丛书的编写正是我院推进中医药传承与创新的一项重要举措。

本套丛书的编写得到了中国中医科学院及望京医院各级领导的大力支持，涵盖骨与关节退行性疾病、风湿病、老年病、心血管病、肾病等专科专病，将我院全国名老中医、首都名中医等专家的临证经验、学术思想、用药经验、特色疗法等进行了挖掘与整理，旨在"守正创新、传承精华"，拓展中高级中医药专业技术人员的专业知识和技能，提升专业水平能力，更好地满足中医药事业传承发展需求和人民健康需要。

本套丛书不仅是对临床经验的系统梳理与总结，更是对中医药在现代医学体系中的价值进行的深入诠释与再认识。这些积累与研究，旨在推动中医药在专科专病方面取得更大的进展，并为现代医学提供更加广泛和深刻的补充与支持。

希望本套丛书能为中医药学术界提供启发，成为从事科学研究和临床工作的中医专业人员的有益参考，同时为患者带来更加有效的治疗方案，贡献中医药的智慧与力量。

中国工程院院士

2024 年 9 月

中医药学是中国古代科学的瑰宝，也是打开中华文明宝库的钥匙。习近平总书记号召我们中医药工作者要"把中医药这一祖先留给我们的宝贵财富继承好、发展好、利用好，在建设健康中国、实现中国梦的伟大征程中谱写新的篇章"。

中国中医科学院望京医院成立于 1997 年，秉承"博爱、敬业、继承、创新"的院训精神，不断发展，目前已经成为一所以中医骨伤科为重点，中医药特色与优势显著，传统与现代诊疗技术相结合的三级甲等中医医院。历任领导非常重视对名医学术思想的挖掘与传承工作。本次由望京医院组织编写的"望京医镜"系列丛书，就是对建院以来诸多名医名师临证经验和典型医案的全面总结。

本套丛书覆盖了中医临床多个学科，从临床案例到理论创新，都作了较为详尽的论述，图文并茂，内容丰富，在注重理论阐述的同时，也强调了临床实践的重要性；同时深入剖析了名医们的医术精髓，揭示其背后的科学原理与人文关怀。本套丛书汇聚了众多中医领域的权威专家学者参与编写，他们不仅学术造诣深厚，更在临床实践中积累了丰富的经验。正是由于这些专家的鼎力支持，本套丛书才既具有学术权威性，又贴近临床实际，具有很高的实用价值。

相信本套丛书的出版与发行必将对中医学科的传承发展大有裨益，愿为之序。

全国名中医

中国中医科学院首席研究员

2024 年 10 月

20世纪70年代末，百废待兴、百业待举，为推广中西医结合治疗骨伤科疾病的临床经验，在周恩来总理、李先念副总理等老一辈党和国家领导人的关怀下，成立了中西医结合治疗骨关节损伤学习班，集结了冯天有、尚天裕等一批杰出的医学大家，随后成立了中国中医研究院骨伤科研究所（简称"骨研所"），全国中西医骨伤名家齐聚，开辟了以爱兴院、泽被苍生、薪火相传的新篇章。凡此种种，都发生在北京东直门海运仓的一座小楼内；但与这座小楼相距不过十余里的一片村落与田地中，有一所中医院校与一所附属医院也在冒芽待生。

当时，"望京"还是一片村落，并不是远近闻名的"北京发展最快区域""首都第二CBD"，其中最核心的区域"花家地"还是一片农田，其命名来源是"花椒地"还是"苇家地"都已难以考证；但无论是"花家地"还是"花椒地"，地上种的究竟是不是花椒已不重要，人们对于这片土地的热爱与依赖，成为了这片土地能够留下名字的重要原因。20 世纪 80 年代后期，花家地的"身份"迎来了 360 度转变，并在 20 世纪 90 年代一跃成为当时北京人口最密集、规模最大的居民区，唯一的现代化社区，曾被冠名为"亚洲最大的住宅社区"。其飞速发展和惊人变化，用"日新月异"来形容都略显寡淡。那田地中的院校，也从北京针灸学院更名为了北京针灸骨伤学院，成为了面向国内外培养中医针灸和骨伤科高级人才的基地；那田地中的医院，也建起了宏伟的大楼，满足着望京众多百姓的就医需求。1997 年，中国中医研究院骨伤科研究所、北京针灸骨伤学院骨伤系、北京针灸骨伤学院附属医院合并，正式成立中国中医研究院望京医院，后更名为中国中医科学院望京医院。

时至今日，骨研所、骨伤系、附属医院的脉络赓续相传，凝聚成望京医院发展壮大的精神血脉，凝聚在"博爱、敬业、继承、创新"的院训精神中，更希望可以凝聚在一套可以流传多年、受益后人的文字之中，所以我们组织全院之力编纂了这套丛书，希望可以凝练出众多前辈的学术思想、医德仁术，为后生所用、造福患者。这套丛书汇集了尚天裕、孟和、蒋位庄、朱云龙、孙树椿等老一辈名医的经验，收录了朱立国、刘祖发、安阿玥、李浩、杨国华、肖和印、吴林生、邱模炎、张宁、陈枫、周卫、赵勇、胡荫奇、夏玉清、徐凌云、高峰、曹炜、程玲、温建民、魏玮等中生代名医的经验。丛书名为

"望京医镜"，医镜者，医者之镜也。我们希望通过著书立说，立旗设镜，映照出名老医药专家的专长疗法、学术思想、人生体悟，启示后人，留下时代画卷中望京医院传承脉络浓墨重彩的一笔，成为医学新生代可学可照之明镜，将"继承好、发展好、利用好"中医药传承创新落到实处。

丛书编写委员会

2024 年 10 月

　　中医药学有着悠久的历史和丰富的理论与实践经验，通过一代又一代中医人的学习与创新传承至今。时值北京市名老中医药专家学术经验继承工作广泛开展，依托中国中医科学院望京医院"名老医药专家学术经验传承"专项，我辈能得到邱模炎教授口传心授，荣幸之至。

　　邱模炎教授，医学博士，主任医师、博士研究生导师，为中医肾病、中西医结合血液净化领域知名专家，本科毕业于福建中医药大学，又先后于北京中医药大学、中国中医科学院取得硕士研究生、博士研究生学位，至今已从事中西医结合医、教、研工作 35 年。荣获"首都中青年名中医"称号，任第九至第十二届国家药典委员会委员。承担北京中医药大学《中医内科学》教学工作，参与编写国家"十三五"规划高等中医药院校研究生教材《中医内科学临床研究》，主持、参与并完成部局级、院级课题 30 余项，其中主持国家重点研发项目课题 1 项，发表 SCI、核心期刊学术论文 100 余篇，主编和参编学术著作 50 余部。荣获中华中医药学会科普图书著作奖一等奖 1 项、中华中医药学会科学技术奖二等奖 2 项和三等奖 1 项、学术著作奖三等奖 3 项等。

邱模炎教授师从北京中医药大学终身教授、温病大家、三代御医之后赵绍琴先生。在中国医学非药物疗法防治血液透析患者急慢性并发症、提高血液透析患者生存质量、中西医防控疫病、国家药品标准工作等方面均有学术建树。临床擅长中西医结合防治慢性肾脏病、延缓肾功能衰竭、治疗复杂性尿路感染与内分泌代谢类疾病等。

邱模炎教授重视中医的人才培养、学术传承，担任北京市、朝阳区及中国中医科学院望京医院师承指导老师，已培养硕士研究生、博士研究生及师承弟子 39 名。

为了继承发扬邱模炎教授的学术经验，今吾辈学生将邱模炎教授之学术思想及临床经验初步整理为《肾脏病中医临证与传承创新实录》。本书内容分为四章：第一章为邱模炎教授学术思想体系，介绍了邱模炎教授学术思想的传承与创新历程。邱模炎教授根据朱丹溪、叶天士等古今医家有关温病学理论的论述，结合赵绍琴先生所授，通过临证 35 年的不断思考与实践，认为湿热病广泛存在于临床各科之中，湿热邪伤的部位不同，病情轻重深浅不一，临床表现较为多样，并创新性地提出了"湿热伤血"的概念，以概括湿热病中出现的一系列病理变化和临床表现。第二章为慢性肾脏病中医诊疗思路，着重介绍邱模炎教授基于"湿热伤血"理论提出的"调补分化"

治疗大法。第三章为肾脏病特色方药应用，介绍了邱模炎教授灵活运用经典名方、角药与对药的经验，并总结了行之有效的经验方，如治疗尿路感染的柴胡系列方等。第四章为临证医案实录，整理了部分邱模炎教授诊治内科疾病的典型医案和弟子的跟师心得体会，其中以肾脏病相关医案为主，着重突出中医治疗肾脏病的特色和优势。

本书力求体现传承与创新相结合，通过梳理邱模炎教授学术思想形成的理论根基和大致演变过程，展示中医学术理论创新的特色。本书适于中医内科医师、"西学中"医师、中医院校学生及中医爱好者阅读，希冀对中医从业者治疗慢性肾脏病有所启迪。

在本书即将付梓之际，衷心感谢邱模炎教授的辛勤付出与无私奉献，他把自己的大部分时间和精力都奉献给了中医事业，感谢邱模炎教授对学生的倾囊相授。衷心感谢中国中医科学院望京医院领导的大力支持与帮助，让我们有机会把邱模炎教授的临床经验整理成册并再次学习思考。感谢北京科学技术出版社在选题立项及出版过程中的帮助和支持。在此，特向关心和支持本书出版的单位和友人致以深深的谢意！

因时间仓促及整理者学识水平有限，书中难免存在不足之处，敬请读者朋友批评指正，以便后期再次总结并加以完善。

编　者

目 录

第一章　邱模炎教授学术思想体系

邱模炎教授从业 35 年，学术上屡有创新。邱模炎教授师从温病大家、三代御医之后赵绍琴先生，先生自幼熟读背诵多部经典中医古籍，精于医理，后跟随多位名家学习，精通温病的中医诊疗，并在大量临证实践中发展了叶天士的温病辨治理论。在 20 世纪 70 年代以后，赵绍琴先生致力于慢性肾脏病（chronic kidney disease，CKD）的临床研究，他把温病的卫气营血理论及湿热病的治疗经验运用于慢性肾脏病的临床辨治，逐步确立了凉血化瘀的基本治则，使慢性肾脏病的治疗效果大大提高，邱模炎教授最初的学术思想体系即起源于此。

一方面，邱模炎教授研究生期间攻读中医学温病专业，参加工作后长期关注温病学研究，尤其在危害性较大的疫病学领域不断积累经验。温病是外感温邪引起的以发热为主要临床特征的多种急性热病的总称，所包含的病种非常广泛。疫病属于温病的范畴。邱模炎教授在中医疫病学领域长期耕耘，进行文献整理，基本构建了中医疫病学理论体系，在多种传染性疾病如非典型性肺炎、禽流感、甲型 H1N1 流感、新型冠状病毒感染流行期间，将中医疫病学防治方法应用于普通人群防控、临床一线防控和科普推广，均取得了一定成果。

另一方面，邱模炎教授传承了赵绍琴先生运用湿热病治疗方法来诊治慢性肾脏病的经验，并在此基础上，认为湿热病广泛存在于临床多种疾病中，湿热病发展过程中可出现血分郁热、瘀血阻滞、络脉受损、入营动血、阴血亏虚等一系列病理变化和临床表现，创新性地提出了"湿热伤血"理论，并将其运用在治疗慢性肾脏病、延缓肾功能衰竭，取得了较好的临床疗效。

再一方面，早在 20 世纪 80 年代，邱模炎教授在编写《中国医学预防法大全》的过程中即注意到，除中药之外，中国医学非药物疗法具有治疗手段多样、适用范围广泛、取法自然且副作用少等明显优点，并且具有较为完善的理论基础，已实现了理论与实践的统一。邱模炎教授进一步发现，中国医学非药物疗法的发展仍多在某一疗法内纵深发展，而横向的系统研究尚不全面，进而产生了进行系统整理并建立分类体系的想法。35 年来，随着持久而深入的研究，邱模炎教授还将中国医学非药物疗法应用在防治慢性肾脏病终末期（CKD 5D 期）血液透析患者并发症、改善血液透析患者生存质量的领域中，弥补了中药对于终末期肾脏病患者干预方法受限的不足，实现了中医方法防治慢性肾脏病全阶段病程的覆盖。

以下将分节具体阐述。

第一节 传承——赵绍琴先生
的学术思想简介

　　邱模炎教授师从赵绍琴先生，学术思想以赵绍琴先生为源，保留了老师诸多鲜明的学术特点。赵绍琴（1918—2001年），北京人，我国现代著名温病学家，以医术精湛、医德高尚享誉京城60余年。新中国成立后，赵绍琴先生到北京中医学院（现北京中医药大学）任教，曾任北京中医学院终身教授、温病教研室主任，是国家教育委员会首批核准的中医学教授、硕士研究生导师，中华中医药学会内科分会顾问，中国医学基金会理事，第七、八届全国政协委员，并享受国务院政府特殊津贴。

　　赵绍琴先生出身名医世家，为三代御医之后，祖上世代业医，至赵绍琴先生时居住北京已十代。赵家自赵绍琴先生的曾祖父起即开始入清朝太医院供职，祖父赵永宽为光绪前期御医。其父赵文魁擅疗外感伤寒及温病，尤其精通脉学，以脉论病，宣统年间任太医院院使（即太医院院长），兼管御药房、御药库事务，被御赐头品顶戴花翎。赵绍琴先生自幼秉承名医家学，先后师从御医瞿文楼、韩一斋，以及京城四大名医之一汪逢春。

　　瞿文楼，赵绍琴先生的启蒙老师，对幼年赵绍琴要求极为严格，让其将《濒湖脉学》等经典著作烂熟于心，为其日后的学术发展打下了坚实的基础。赵绍琴先生追随老师瞿文楼学习 20 余年，学术思想深受其影响。韩一斋，清代御医，临床擅长治疗疑难杂病，精于立法，用药少而精，赵绍琴先生跟韩师数年之久，获益良多。汪逢春，为京城四大名医之一，在治疗湿热病方面堪称一绝，1937—1942 年赵绍琴先生侍诊汪师，不离左右。赵绍琴先生跟随多位名师，博采众长，中西兼顾，尽得多家真传于一身，成为一代医学大家。赵绍琴生平著有《温病纵横》《文魁脉学》《赵绍琴临证 400 法》《赵绍琴临床经验辑要》《赵绍琴内科学》等，由学生整理成书的有《赵绍琴内科精要》《赵绍琴验案精选》等。

赵绍琴先生既得多位名家真传，但并不满足于仅用家传和名师传授的绝技治病救人，他在临床实践中不断地学习和充实现代医学知识，主动了解和掌握现代医学临床研究的最新进展。正因于此，赵绍琴先生在从医 60 余年的临床过程中形成了自成一体的学术思想，且临证疗效显著。

一、治疗温病

赵绍琴先生是当代著名的温病学家，理论功底深厚。他不但擅长治疗温热性疾病，而且对中医温病的理论有所发展，基于大量临床病例的诊治体会，提出了独到的见解。叶天士的温热病卫气营血治法历来是指导临床辨治温病的大法，对于叶天士"邪在卫,汗之可也"的认识,医家往往理解为温病卫分证可用解表发汗的方法治疗。但赵绍琴先生认为,温病和伤寒在病机上的最根本区别就在于温病是温邪犯肺,而伤寒是寒邪客表;在治法上的区别在于伤寒宜发汗解表,温病不可言表、不可发汗。清代吴鞠通早就有警示"温病忌汗",若误用发汗解表,则斑黄狂衄、祸不旋踵。温邪上受,首先犯肺。肺主气属卫,外合皮毛,故外来肺卫之温邪,可通过清解肺卫,由皮毛汗出而解。"汗之"不是方法而是目的,因此,温病初起应以辛凉清解为基本治法。这一观点经过了赵绍琴先生的反复论证,被高等中医药院校教材《温病学》采纳,纠正了长期以来把发汗解表作为温病卫分证基本治法的传统观点。

叶天士在《温热论》中有"到气才可清气,入营犹可透热转气"的论述,阐述了热邪深入营血,亦可以通过透散之法祛除热邪。清气法是温病气分证的主要治法,但临床上,卫分证和气分证并非泾渭分明。赵绍琴先生认为,正确地理解和运用清气法有三层含义:一是当邪气未到气分之时不可早用清气法;二是当邪气尚未完全进入气分之时,不可纯用寒凉清气之剂;三是只有当邪气完全进入气分,方可用清气法治疗,但也要避免过用寒凉,防止"寒则涩而不流",导致邪无出路。赵绍琴先生治疗温病,特别重视给邪气以出路。"透热转气"应祛除气营之间的障碍,如痰浊、湿热、瘀血、食滞等,或扭转误治(多为过于寒凉而致凉遏冰伏),使气机宣畅、邪气从气分转出卫分而解。他认为，叶天士所确立的营分治法"透热转气"不仅适用于温病营分证，也适用于温病的各个阶段，关键在于"透热"二字，即给邪气以出路，同时扫除邪气外透之障碍，如此则邪透热退。可以说，赵绍琴先生的这些治法发展了叶天士温病辨治理论，对中医学术发展做出了重要的贡献。

二、治疗内科杂病

赵绍琴先生以擅治疑难重症而著称，临床诊病辨证精准、立法明确，用药少却疗效显著，"小药"解决大问题的临床病案不胜枚举。中医学家秦伯未（1901—1970 年）先生曾在一檀香扇面上亲笔题"平正轻灵"，并将之赠予赵绍琴先生，盛赞他高超的医技。赵绍琴先生创造性地把温病卫气营血理论应用于内科杂病的治疗中，对一些疑难杂症主张从营血进行辨证。如治疗白血病，初起应用参、芪、归、芍等补药，多以失败告终，经历反复探索和失败后，赵绍琴先生发现，白血病病因多由先天禀赋的温热毒邪侵犯骨髓所致，治疗上根据病位及病理特点，治以泻热解毒、凉血散血、养阴理气之法，取得了较好的效果。其他杂病如再生障碍性贫血、血小板减少性紫癜、病毒性心肌炎、系统性红斑狼疮、肾病综合征、慢性肾功能衰竭等，均从营血辨治，取得了满意的效果。

三、治疗慢性肾脏病

20世纪70年代以后，赵绍琴先生致力于慢性肾脏病的临床研究。由于慢性肾炎最常见的症状就是水肿，且《黄帝内经》有"平治于权衡，去菀陈莝……开鬼门，洁净府"，《金匮要略》明确指出"治水肿者，腰以下肿，当利小便；腰以上肿，当发汗乃愈"，后又有八味丸、六味丸、参苓白术散等，赵绍琴先生依上述诸法治疗，结果患者病情每况愈下。他认识到肾炎水肿就是肾虚的思想是错误的，开始在辨证上下功夫，尤其强调"脉、症、舌、色"互参，后来突破传统理论束缚，抛弃旧说，在大量临床实践的基础上，总结出一套辨治方法，疗效显著。

他把温病的卫气营血理论及湿热病的治疗经验应用于慢性肾脏病的临床辨治，以凉血化瘀为大法，配合控制饮食和运动锻炼，进行综合治疗，大大提高了疗效。赵绍琴先生提出一系列慢性肾脏病新论，包括以下几点。①慢性肾脏病非单纯肾虚论，治疗大忌温补，当以凉血化瘀为基本治则，并随证治之方可。②慢性肾脏病患者应慎食高蛋白食物论。按照传统观点，肾脏病患者出现蛋白尿时应大量进食蛋白以弥补蛋白的流失，赵绍琴先生早在20世纪70年代就反其道而行，发现配合低蛋白饮食的患者往往能获得好的治疗效果，认为低蛋白饮食能减轻肾脏的负担、有利于肾脏的康复。这一观点的提出，远远早于 20 世纪 80 年代国际上开始有采用低蛋白饮食有助于蛋白尿康复的论述。③慢性肾脏病患者宜运动锻炼论。④慢性肾脏病可遗传获得论，意为某些肾脏病有遗传倾向。⑤慢性肾功能损害可逆论，赵绍琴先生认为，凉血化瘀中药配合低蛋白饮食和适当运动，可使慢性肾功能不全患者的病情长期保持稳定，部分患者的肾功能甚至可以恢复，并在一定程度上实现逆转。

在药物治疗上，赵绍琴先生总结了行之有效的经验方（基本病机认识下的基础方，临证应用时尚需辨证化裁），用于治疗慢性肾脏病和肾衰竭。慢性肾脏病经验方基础药物：荆芥、防风、生地榆、赤芍、丹参、白茅根、芦根、焦三仙、水红花子、大黄。慢性肾衰竭经验方基础药物：荆芥炭、苏叶、生地榆、茜草、丹参、白鲜皮、地肤子、草河车、大黄、灶心土、黄连。

四、精于脉诊，注重合参

中医学博大精深，最深奥者莫过于脉学。赵绍琴先生的父亲赵文魁遗留脉学手稿一部，经赵绍琴先生补充、整理，编辑成《文魁脉学》一书传世。本书上篇文魁脉诊八纲，将 27 种脉分为表、里、寒、热、虚、实、气、血 8 个类别，列举临床常见的相兼脉象 186 种，分列 700 余条，阐明多个相兼脉象所主病机及其治法；下篇文魁脉案选要，选录赵文魁脉案若干，每案之后赵绍琴先生略加按语，以表案中精义所在。赵绍琴先生补充并完善了父亲提出的浮、中、按、沉四部诊法：持脉轻手即得者为浮部，主表病、卫分病、皮毛之病；稍用力者为中部，主温病气分证、杂病中肌肉部位的疾病；再加用力者为按部，主营分证、血脉之病；重按者为沉部，主里病、血分证、筋骨之疾。此四部诊法，不但与温病的卫气营血4个层次相对应，也与伤寒的六经辨证相呼应。此外，赵绍琴先生还反复强调，临证治病要学会抓主脉和兼脉，因为任何一种疾病都是受多种因素影响的，外因风寒暑湿燥火，内因七情六欲、脏腑气血虚实，有时候内外因合而致病，多种邪气相搏，故反映在脉象上有主脉、兼脉之分。赵绍琴先生的详尽论述不但具有较高的临床指导价值，而且对中医脉学发展做出了重要贡献。

第二节　中医疫病理论体系的构建

传染病在我国古代称为疫病或瘟疫，在中华民族发展的历史长河中，中国人民经历了一次又一次的瘟疫挑战，《说文解字》记载："疫，民皆疾也。"有史可考的疫情从公元前243年到公元1911年时有发生。2000余年里，我国共发生重大疫情350余次。在与疫病的战斗中，中华民族也积累了丰富的中医药防治疫病的经验，将中华民族一次次从瘟疫的灾难中解救出来，中医药在防疫抗疫中发挥了不可磨灭的作用。中医疫病学的不断发展与日渐完善，都是建立在后学对先贤的临证精华进行总结与全面传承的基础之上，并有《黄帝内经》《伤寒杂病论》等经典传于后世，其中不乏论述疫病的专著，如论寒疫之《伤寒论》、论温疫之《温疫论》、论杂疫之《随息居重订霍乱论》等。关于温病与温疫，历史上存在两种观点：一是认为"温瘟无别"，名异实同，代表医家如明代吴又可等；二是认为二者截然不同，传染者为温疫，不传染者为温病，代表医家如清代周扬俊等。目前，中医温病学一般认为，温疫属于温病中具有强烈传染性，并可以引起流行的一类疾病，来势猛，危害大。

赵绍琴先生生于医学世家，祖上三代均为清太医院御医，先生自幼深得家传，后跟随御医瞿文楼、韩一斋及京城四大名医之一汪逢春学习多年，几位老师均擅长治疗温病而又各具一格，且精研伤寒，赵绍琴先生得多位名师亲授，在温病学方面能够谙熟经典、发皇古义，具备深厚的理论功底和丰富的临证经验，终成一代大家。

邱模炎教授师从赵绍琴先生多年，对中医疫病学的学习与关注可以说是自入师门起便开始了。他在研究生阶段对温病学理论进行了系统学习、钻研，并跟随赵绍琴先生临证实践。此后从事医、教、研工作35年，不断地在中医疫病学领域进行理论整理和科普实践。从2003年深入"非典"临床一线隔离病区，到将中医疫病学防治方法应用于禽流感、甲型H1N1流感的人群防控及科普推广，再到新型冠状病毒感染时期持续在临床一线进行防控实践；从 2004 年主编的《中医疫病学》一书出版，到发表多篇从温病论治传染病的研究与分析论文，再到两部中医药疫病学学术著作《古今中医名家论疫病》与《疫病学中医名著选编》问世，邱模炎教授长期以来不断地深入思考和积累实践经验，提出了其基本的"疫病观"。"有关疫病的发病，吾之浅见（如下）：宗吴又可《温疫论》，疫疠之气非风寒暑湿燥火，乃一种杂气，又宗《温病条辨》，其性秽浊，又依《时病论》其可兼夹时邪而伤人，从口鼻而入，时邪因寒则兼伤皮毛，以此类推，故初起伤在太阴（手、足太阴）亦即如叶天士、薛生白所论，初以肺、脾见证，进而邪踞募原，而有不同传变，疫疠之气可随人之体质不同或地域不同而从化，即从阳化热、从阴化寒，也可因失治误治而变生他证。有关疫病分类，可依《松峰说疫》，分为寒疫、温疫、杂疫。有关疫病的预防，未病先防当宗《黄帝内经》'正气存内，邪不可干，避其毒气'十二字箴言，不可断章取义！既病'三防'又宗《伤寒论》《温疫论》《温热论》，既病防变、病后防复、瘥后防再（感）染！瘥即治愈，何存自复之机？瘥后防复发，大谬也！瘥后须防再（感）染，如新型冠状病毒感染之一阳愈后之二阳、三阳也！治疗大法，当宗历代疫病名家，以逐邪为第一要义！观其脉症，随证治之！初起切不可先证用药，否则或闭门留寇，或引邪入里，总属误治失治！叶天士'先安未受邪之地'，是有先决条件的，不可不知。是故，读经典，做临床，中西医并重，方能抗大疫！"邱模炎教授关于中医疫病学的主要学术观点可概述如下。

一、中医对疫病病因的认识

对疫病的病因论述较为明确和系统的文献，应当是明代的《温疫论》，它提出的论点为后世许多医家所推崇。疫病的病因为"杂气"，有别于六淫，是一种客观存在的物质。杂气的种类繁多，其中"为病颇重"者，称为"疬气"或"疫气"。某种杂气"专入某脏腑经络，专发为某病"，不同的杂气引起不同的疫病，而同一杂气导致的疫病临床表现相同。杂气还有种属的特异性，即不同的杂气侵害不同的物种，如"牛病而羊不病，鸡病而鸭不病，人病而禽兽不病"。

杂气的流行不受季节和地域的限制，所谓"不可以年岁四时为拘，盖非五运六气所能定，是知气之所至无时也。或发于城市，或发于村落，他处安然无有，是知气之所着无方也"。《温疫论》首先认为疬气由口鼻侵入，感邪的途径有两种：一是"天受"，即通过呼吸由空气传染；二是"传染"，即因接触患者而传染。疬气侵犯人体是否发生疫病，取决于感邪的轻重和人体正气的盛衰。《温疫论》提出"本气充满，邪不易入"和"若其年气来之厉，不论强弱，正气稍衰者，触之即病"的论点。疫病的发病形式有二："其感之深者，中而即发；感之浅者，邪不胜正，未能顿发，或遇饥饱劳碌，忧思气怒，正气被伤，邪气始得张溢"。疫病的流行程度有"盛行"和"微疫"，取决于疫气的盛衰，所谓"其年疫气盛行，所患者重，最能传染，即童辈皆知其为疫"，"疫气不行之年，微疫转有"，"其年疫气衰少，里闾所患者不过几人，且不能传染"。由此可知，疫病发病和流行的观点与现代传染病学已十分接近。

二、疫病的中医辨治观

中医学对急性烈性传染病的认识，早在《黄帝内经》中就有专篇论述。东汉时期的《伤寒杂病论》在继承《黄帝内经》等学术思想的基础上，对寒疫进行了归纳和总结，并创立了中医辨证论治体系。

从金元以来，伤寒与温病之争愈演愈烈，直至明代，温病学派的第一部专著《温疫论》问世，再至清代《温热论》《湿热病篇》思想理论的完善，明清两代医家经不懈努力，终于创立了一个独立的学科——温病学，与伤寒学派相辅相成，形成了以六经辨证、卫气营血辨证、三焦辨证为核心的中医外感热病论治体系。中医疫病学的形成和发展可以说是中医外感热病学发展中的一个组成部分。

1. 疫病的含义

关于疫病的含义，可以参考《黄帝内经》之《素问·刺法论》"余闻五疫之至，皆相染易，无问大小，病状相似"，即疫病是一类传染性极强，可造成大面积流行，起病急，危害大，不论性别和年龄，其临床表现相似的急性烈性传染病的总称。

2. 疫病的分类

《素问·刺法论》将疫病分为五种，即"五疫"，但该分类方法未得到进一步发展。其后的中医文献中所记载的疫病病名较为繁多，如伤寒、寒疫、温疫、霍乱、疫咳、疫疸、听疫痢、疫疹、疫斑、疫疟、大头瘟、蛤蟆瘟、软脚瘟、羊毛瘟、疫痧、疫喉痧、烂喉丹痧、绞肠痧、吊脚痧、鼠疫等。邱模炎教授认为，疫病的分类和命名既要提纲挈领，又要有利于临床实际运用。因此，根据古今医家的论述，邱模炎教授主张中医疫病的分类可以参照《松峰说疫》的论点，将疫病分为寒疫、温疫（瘟疫）和杂疫。所谓寒疫，是指病性属寒，以六经传变为特点的一类疫病。所谓温疫，是指病性属温热或湿热，以卫气营血或三焦传变为特点的一类疫病，又可分为温热类疫和湿热类疫，前者病性属温热，以卫气营血传变为特点，后者病性属湿热，以三焦传变为特点。所谓杂疫，"其症则千奇百怪，其病则寒热皆有"，类似内伤杂病，以脏腑、气血、津液功能紊乱为特点。

3. 疫病的鉴别诊断

疫病首先应当与时病进行鉴别，如寒疫当与冒风、伤风、小伤寒等鉴别；温疫当与风温、春温、暑温、湿温、秋燥、温毒等时行温病相鉴别；霍乱等杂疫应当与内伤杂病进行鉴别。简而言之，疫病为"天行"，时病为"时行"。其鉴别要点在于疫病"皆相染易，无问大小，病状相似"，即传染性强，广泛流行，患者临床表现相似。温毒疫如疫喉痧（猩红热等）、大头瘟（流行性腮腺炎等）为温热疫毒致病，广泛传染流行，有别于一般的温毒。所谓"毒"，当有红、肿、热、痛等临床表现。

4. 中医疫病的辨治

中医疫病辨治可归纳为：寒疫按六经辨证，温热类疫按卫气营血辨证，湿热类疫按三焦辨证，杂疫按脏腑辨证。中医辨证应当重视"四诊合参"，"四诊"是中医临床辨证论治的基石，没有客观的第一手临床资料，任何分析都只能是纸上谈兵，甚至是臆测。《伤寒学派》详于脉诊，温病学派又重视舌诊。如吴鞠通所言："不求识证之真，而妄议药之可否，不可与言医也。"

对于疫病的治疗，邱模炎教授认为当宗历代疫病名家，以逐邪为第一要义，务必"观其脉症，随证治之"。疾病初起，切不可先证用药，否则将"闭门留寇"或"引邪入里"，导致失治误治。例如，温病学强调的重要原则"到气才可清气"，即在温病的卫分阶段，未到气分，当轻清宣扬，不得过早使用清气分热之法。如果过早使用清法则会使邪气内陷，加重病情。

叶天士的"先安未受邪之地"是有先决条件的，不可盲从。

三、疫病的中医预防观

（一）对中医预防疫病基本原则的认识

邱模炎教授认为，中医预防疫病的原则可概括为"未病先防、既病防变、病后防复、瘥后防再染"四个方面。

1. 未病先防

早在《素问·刺法论》中就有关于疫病预防的记载："帝曰：余闻五疫之至，皆相染易，无问大小，病状相似，不施救疗，如何可得不相移易者？岐伯曰：不相染者，正气存内，邪不可干，避其毒气……"提出了预防疫病的基本原则，即把握"邪"与"正"两大环节。保养正气方面，历代医家多强调怡七情、调饮食、适劳逸、导引与针灸强身扶正，使机体正气强盛，以抵御疾病的传染。

2. 既病防变

由于疫病起病急、变化快、病死率高，故如何做到防止病情恶化最为重要。首先，应做到早发现、早诊断、早治疗。其次，应当注意饮食起居的调护，防治兼夹证，以免加重病情。最后，在治疗上应积极运用有效的治疗方法，以防传变。如《温疫论》在治疗上强调"注意逐邪，勿拘结粪"，善用下法；《温热经纬》在治疗上强调"热疫乃无形之毒"，"重用石膏直入肺胃，先捣其窝巢之害，而十二经之患，自易平矣"。

3. 病后防复

首先应防"自复"。如《温疫论》所云："若无故自复者，以伏邪未尽，此名自复。"此外，应当注意生活饮食起居的调理，预防"食复""劳复"等，如《温疫论》云："若因饮食所伤者，或吞酸作嗳，或心腹满闷而加热者，此名食复。""若夫大病之后，客邪新去，胃口方开，几微之气，所当接续，多与、早与、迟与，皆非所宜，宜先进粥饮，次糊饮，次糜粥，循序渐进，先后勿失其时。""疫邪已退，脉症俱平，但元气未复，或因梳洗沐浴，或多言妄动，遂致发热，前证复起，惟脉不沉为辨，此谓劳复。"又如《温疫萃言》所记载："病新瘥后，精髓枯燥，切不可为房事。犯房事，劳复必死。"

4. 瘥后防再染

瘥即治愈，邱模炎教授认为，疫病治愈后再复发的观点实为大谬，而应为"瘥后须防再染"。现代医学研究亦表明，很多传染性疾病并非终身免疫，一次感染后仍然有可能再次甚至多次感染，如感染新冠病毒痊愈后，未能有效"避其毒气"，而出现再次、三次感染的情况屡见不鲜。

（二）对中医预防疫病用药的认识

自古以来，中医以及藏医、蒙医等民族医学中均有丰富的避瘟方法。邱模炎教授认为刘奎所著《松峰说疫》具有较强的代表性，首次将疫证分为三类，即瘟疫、寒疫、杂疫，而且总结历代中医以及民族医学中的瘟疫预防方法，共载65方，辑为"避瘟方"一章。邱模炎教授对《松峰说疫》避瘟方进行了分析，旨在丰富和发展中国传统医学疫病药物预防方法，提供有价值的参考。

1. 避瘟方药物分析

刘氏65首避瘟方中，共用药116味，使用频率占前6位的依次是：苍术、雄黄；赤小豆；细辛；皂角；鬼箭羽、白芷、白术、酒、川芎、虎头骨；甘松、降香、麝香、乌头、雌黄、羚羊角、川椒（有数味药出现频次相同，归于同一档次中）。以上18味药物中，只有羚羊角、赤小豆、鬼箭羽3味药性凉，而其他15味性温。统计116味药物，温热药92味，凉性药仅24味，其中芳香走窜药物有26味。众所周知，瘟疫病的组方用药中，大多为寒凉药，但避瘟预防药物却多选用温热香窜之品，很可能是与雄黄、皂角、羚羊角等有"杀精物"之功有关，但是这类药物究竟如何发挥预防作用，值得从药理上进一步研究。

2. 避瘟方用法分析

65方中除一方为煮烧患者衣物，一方为闭气进入患者家中，其他63方共有10种用法，即内服、熏烧、佩戴、嗅鼻、取嚏、纳鼻中、悬挂于庭帐、置于水缸及井中、探吐、沐浴。具体来讲，23方采用内服、16方采用熏烧、9方采用佩戴、8方采用置放于水缸及井中、6方采用悬挂于庭帐中，其他方法使用次数较少，也有一方采用数种用法，如十物虎头丸，既可内服，又可佩戴，还可悬挂于房中，达到预防的目的。尽管刘氏所列的使用方法比较繁杂，但仔细分析，仍有其现实意义。邱模炎教授认为，随着生活水平的提高，人们对保健的要求也越高，这也为我们实施各种预防方法提供了有利的条件，如佩戴方、悬挂方可制成装饰品使用；熏烧方可制成蚊香使用；沐浴方可制成浴液使用；置于水井、水缸中诸方可配合自来水清洁过程使用。当然，这些方法必须经过基础研究的进一步论证。

四、中医防治疫病的研究思路

古今战"疫"名家经历了大量的临床实践，丰富和发展了中医药防治疫病的理论和实践体系，是中医药学宝库中的"精华"。邱模炎教授认为中医治学当溯本求源，古为今用，继承是基础。经典医籍经过了千百年临床实践的检验，里面所蕴含的科学原理至今仍然是中医维护健康、防治疾病的准则，也是学习和研究中医学的必由门径。

大量文献中记载了中医防治疫病的多样性手段，同时温病学的形成和发展，使得中医疫病学具备了独特的体系研究特色。

（1）重视临床研究，突出辨证观和整体观。

（2）重视中医病名、病因、病机、症状、舌诊、脉诊等基础研究。

（3）重视多样性的防治手段研究，致力于"一病一法"防治方法的探索。

（4）重视疾病传变规律和论治方法、选方用药规律的研究。

（5）重视鉴别诊断和"未病先防、既病防变、病后防复"的研究。

（6）重视疾病发病规律、传播途径、易感人群和妊娠女性、小儿等特殊群体发病与论治特点，以及发病预测和独特的流行病学调查。

基于以上特色，邱模炎教授建议中医疫病防治研究思路应注意以下几点。

（1）中医四诊所采集的全面客观的临床第一手资料是中医辨证论治的基础。

（2）重视中西医结合治疗方案的制订，建议临床研究采用循证医学方法进行多家医院联合攻关。

（3）开展有效中药筛选的同时，避免"重药轻医"，甚至"废医存药"的现象。

（4）在研究中应当结合50多年来的中医诊断研究成果和现代科技手段，如脉象仪、舌诊仪和（或）人工智能诊断系统等，以补传统手段的不足，为今后进一步总结或回顾性研究保留全面的、较为客观的第一手临床资料。

（5）中医预防方法的研究应重视温病预防法的总结和研发，重视其手段多样性特色，探明"扶正祛邪"的规律，西为中用，又不为西医观点所束缚，以形成具有中医特色的防控体系。

（6）中医药应尽早介入，同时尽早形成全国中医药研究的"一盘棋"，为快速总结疾病特点和普及中医药有效方案提供支撑。

（7）积极开展外感热病（伤寒、温病、疫病等）的中医术语规范化。

（8）结合中医药的疫情防控与救治经验，以及气象学资料等，进一步总结第一手资料，将有望为解决中医外感热病学"寒温之争""温与瘟之争""湿与温之争"等学术问题，以及为"膜原学说"和"运气学说"的科学性提供重要依据。

中医疫病学是中医学的重要组成部分，是历代中医药学家与疫病作斗争经验的智慧结晶。邱模炎教授致力于中医疫病学领域的医教研工作35年，在中医药防治疫病方面具有深厚的理论功底和丰富的临证经验，其成就得到了学术界和主流媒体的认可。邱模炎教授在既往有关中医疫病学、传统医药防治鸡瘟理论的基础上，结合当今禽流感、甲型H1N1流感等人畜共患疫病防治的需要，整理出版的《中医疫病学》《禽流感与鸡瘟传统医学理论与实践》，先后荣获中华中医药学会科学技术（著作）奖三等奖、科学技术奖二等奖；《甲型H1N1流感防控知识》先后被译成维吾尔文版、盲文版出版，被新闻出版总署列为全国"农家书屋"工程重点图书，并荣获中华中医药学会科学技术奖二等奖。他领衔的团队面向"国家重大需求"和"人民生命健康",于 2020 年编纂了《疫病学中医名著选编》,获得中国民族医药学会学术著作奖三等奖。2022 年出版的《古今中医名家论疫病》,被列为国家中医药管理局中医药创新团队及人才支持计划项目,荣获第 36 届华东地区科技出版社优秀科技图书二等奖。在中国医药报发表《中医古籍的战"疫"之道》连载文章 50 篇;在原国家食品药品监督管理总局官微"食事药闻"开辟"中医药战'疫'史话"专栏,先后发表 55 篇科普论文,内容包括绪论(岐黄论疫)、话名著、话名医、话名方、话名药、话医事等,总阅读量达到 10 万以上。

自古至今,人类与疫病的博弈史,跨越数千年,横贯中西方。当代中医药学家继承并发扬了古代医家中医防治疫病的经验,在很多重大传染病的防治过程中,发挥了重要作用。邱模炎教授认为,中医治学当溯本求源,古为今用,继承是发展的必要前提,发展是继承的必然要求,力争做到传承精华、守正创新。

第三节　中国医学非药物疗法分类体系的构建

中国医学非药物疗法是与药物疗法相对应的一类独特治疗方法,以之为主要内容而形成的中国医学非药物治疗学,是在中国传统医学基本理论指导下，研究通过不依赖药物而达到预防、保健、治疗和康复目的的治疗学，同时又是研究各种非药物疗法的独特优势以及相互关系的一门学科。邱模炎教授认为在药物疗法风靡的当今世界，药物的副作用和药源性疾病日益增多，研究和开发应用非药物治疗方法具有非常重要的现实意义。

一、中国医学非药物疗法分类体系的理论基础

邱模炎教授认为中国医学非药物疗法的基本特点如下：具有丰富的理论基础，基本上已实现了理论和实践的统一；治疗手段多样；适用范围广泛，各科疾病均能应用；取法自然且副作用少；价廉、方便、有效；集防病、治病、康复、保健于一体。

从中国医学传统认识来看，中国医学非药物疗法具有扶正祛邪、调和阴阳、疏调气机三大作用；从现代研究来看，中国医学非药物疗法的作用机制也是具有科学依据的。如对神经系统、呼吸系统、循环系统、消化系统、泌尿生殖系统、内分泌系统均具有调节作用。此外，有研究显示，针灸、气功、饮食等疗法都有良好的抗衰老作用。

邱模炎教授整理研究中国医学非药物疗法 35 年。1986年，他参与《中国医学预防法大全》（山东科学技术出版社1991 年出版）的编写工作，承担温病预防法部分的编写任务，

此过程中整理、温习了有关中医治疗方法的著作。当时，将中医疗法分为内治法和外治法的提法比较盛行，但在具体疗法分类上，仍是罗列式，没有形成体系。同时，国外自然疗法传入并一度兴起，引发了有关中医疗法是否为自然疗法的争议。因当时在北京针灸骨伤学院工作，邱模炎教授开始关注针灸、推拿等学科，发现针灸书籍中纳入了拔罐、刮痧等疗法，推拿书籍中纳入了导引等疗法，于是逐渐萌生了以药物与非药物作为分类方法，整理总结中国传统医学疗法体系的构想。他基于"非医家所用、确有疗效、确有依据、流传于世"的原则，就中国民间非药物疗法的文献进行了调查，并对其特色与优势进行了初步研究分析发现：其种类丰富，内外治并重；取材容易，大多为食物；适应证广，适于各科；使用方便；毒副作用少；易于推广，居家旅行、自我保健医疗均宜。

随后，他研读了西医学者李乃民先生的《非药物疗法》（黑龙江科学技术出版社 1990 年出版）、中医学者韩晶岩的《中医非药物疗法》（日文版）、余朋千的《中医非药物疗法》（中医古籍出版社 1991 年出版），受益匪浅。通过继续对文献的整理和学习，邱模炎教授归纳总结了我国传统医学非药物疗法研究中存在的问题。首先，对于非药物疗法的概念，不同学者的解释不同，邱模炎教授认为，在阐述非药物疗法概念的内涵和外延时必须明确，其内涵就是不采用任何药物进行防病治病的一类疗法，其外延必须基于其内涵，即排除一些药物与非药物疗法相结合而形成的复合疗法，但对其具体外延的认识方面，尚有不全面之处，如未将中医传统手术疗法单独进行归纳，对中国少数民族医学中的非药物疗法缺乏系统研究等。总之，对非药物疗法概念内涵的认识是基本一致的，但对外延的认识还存在较大差异。其次，邱模炎教授发现对于非药物疗法的分类，不同学者有着不同的取向，当时大多沿用的是罗列方法，此种方法难以概括和表明非药物疗法的全貌，尤其忽略了中国少数民族医学中的非药物疗法，因此，邱模炎教授认为应该组织专家和专题会议对非药物疗法的分类进行论证，予以统一并形成国家标准。另外，邱模炎教授还发现非药物疗法理论与文献研究的深度不一，且我们对每一类疗法的临床文献回顾性研究不足，由此导致对非药物疗法的概念和分类出现诸多分歧。邱模炎教授认为可先研究较为深入和有较大推广价值的疗法，从概念、操作方法（手法）、基本适应证、临床注意事项等方面，加大规范化、标准化等基础研究力度。邱模炎教授还提出，提高中医医疗机构的中医技术含量是一条不可忽视的途径，特别是非药物疗法所蕴含的丰富疗法，如能得到合理的应用和推广，必将改变目前中医医疗机构依赖药物收入的局面，同时也将切实发挥中医药在防病保健中手段多样性的优势。非药物疗法将为完善"社区卫生服务工程"中社区预防保健、老年健康保健、慢性病和伤残康复提供价廉、便捷、有效的医疗手段。因此，有关非药物疗法的研究应当克服目前学术界自发研究的状况，政府主管部门应加大有关基础研究的投入，尤其应加强规范化、标准化的研究；对其临床疗效的研究应有计划地组织多中心临床研究；对各民族、民间应用的非药物疗法，应组织调查和总结整理，以进一步丰富非药物疗法的内容。

二、中国医学非药物疗法分类体系的建立

对于中国医学非药物疗法分类体系的基本框架的建立，邱模炎教授认为可以先从中国医学非药物疗法的立论依据探讨其疗法体系，具体可以分为：①以经络学说为依据的疗法，包括以腧穴为主要施术部位的疗法、以不同器械进行治疗的疗法、基于经络学说结合其他理论而创制的疗法；②以藏象气血理论为依据的疗法，包括以调理情志为主要作用的疗法、以疏调气血为主要作用的疗法、以去除局部病变为主要作用的疗法；③以中国医学人—自然—社会整体观为依据的疗法，包括时间疗法、环境疗法；④以中国医学饮食学说为依据的疗法；⑤传统医学理论与现代科技理论相结合而形成的新疗法，如电针与电热针疗法、激光针疗法、微波针疗法等。然后从各类疗法完善程度来探讨其疗法体系，可从研究较为系统深入的疗法和研究尚不完善的疗法分类讨论。

邱模炎教授认为中国医学非药物疗法虽具有数千年的历史，内容也十分丰富，但从古今有关文献来看，其发展仍是某

一疗法的纵深发展，而横向的系统研究尚不全面，如何进行科学、规范的分类，尚无统一的标准。因此，有必要对整个疗法体系进行系统综合分析，组织相关学科的专家进行充分的研究和论证，以制定出国内外可推广的分类方法，建立科学的分类体系，并制定相应的国家标准，这样才有利于学术研究和系统的开发应用。

邱模炎教授和昔日福建中医药大学的同学（亦是原北京针灸骨伤学院的同事）陈映辉、陈敏，于1993年创办了中国科学院科技工作者世界语协会中国医学非药物疗法专业委员会，并在中国中医药出版社出版了《中国医学非药物疗法》（第一版），同年在福建厦门举办了"中国医学非药物疗法战略研讨会"，同时在《世界科学技术》杂志（现更名为《世界科学技术——中医药现代化》杂志）介绍中国医学非药物疗法，并创办了"中国医学非药物疗法"专版、专栏，召开了3届全国性学术研讨会、1届国际研讨会，同时开展国内外非药物疗法的征集整理工作，出版了《非药物疗法现代研究精要》（1~3集），《非药物疗法万家论治精要》之一、之二，《中国医学非药物特色疗法》（上）（中）。2003年，他们一起出版了《中国医学非药物疗法（第二版）》，2010年该书荣获中华中医药学会学术著作奖三等奖。2024年主编出版了第三版，书名为《新编中国医学非药物疗法》。此外，邱模炎教授在《健康报》《中国中医药报》《中国医药报》以及北京广播电视台生活频道、北京市疾控中心"健康大课堂"、中华中医药学会"健康大讲堂"等官方媒体和平台宣传与推广中国医学非药物疗法。

邱模炎教授认为中国医学非药物疗法的研究开发战略方针是发掘整理，去伪存真，集中优势，重点开发。战术是先整理继承，完善理论体系；在文献研究的基础上，结合临床实际，寻找有前景的课题，集中良好的科研开发力量，合理利用经费，重点开发，先开花结果，以成果开发转让利用辅助基础研究。30 多年间，邱模炎教授一直致力于中国医学非药物疗法相关工作，如今中国医学非药物疗法已开始载入中医药主流体系并获得认同。

首先，2016 年，中华人民共和国国务院印发了《中医药发展战略规划纲要（2016—2030 年)》，在"重点任务"中，明确提出："大力发展中医非药物疗法，充分发挥其在常见病、多发病和慢性病防治中的独特作用。"

其次，根据《中华人民共和国国民经济和社会发展第十三个五年规划纲要》和《中医药发展战略规划纲要（2016—2030 年)》，2016 年国家中医药管理局制定了《中医药发展"十三五"规划》，在重点任务中强调："大力推广中医非药物疗法和适宜技术。"

最后，2022 年，根据《中华人民共和国国民经济和社会发展第十四个五年规划和 2035 年远景目标纲要》，国务院办公厅印发《"十四五"中医药发展规划》，其中强调"大力发展中医非药物疗法，充分发挥其在常见病、多发病和慢性病防治中的独特作用""推广太极拳、八段锦等中医药养生保健方法和中华传统体育项目"。

三、中国医学非药物疗法分类体系的具体内容

众所周知，中医药在全球尤其是欧美的传播，针灸等非药物疗法无疑是先驱者。研究总结针灸、推拿、太极等中国医学非药物疗法海外传播发展的成功经验，发挥海外学者的积极性，以非药物疗法为载体，推动中医药文化的推广普及，通过以"非药物带药物"，并逐步实现"以医带药"，将为全面在海外推广中医药，做出应有的贡献。邱模炎教授构建的中国医学非药物疗法分类体系具体如下。

第一类为器械疗法。器械疗法又分为针（具）灸（具）疗法、拔罐（罐具）疗法、其他器械疗法。其中针（具）灸（具）疗法包含毫针疗法、皮内针疗法、皮肤针疗法、三棱针疗法、特殊规格针具疗法、特殊材料针具疗法、新型针具疗法、灸具疗法；其他器械疗法包含砭石（砭具）疗法、磁石疗法、小针刀疗法、牵引疗法、小夹板疗法、兜带疗法、线疗法。

第二类为按摩推拿疗法。

第三类为饮食疗法。包括茶疗法、酒疗法、醋疗法、粥疗

法、水果疗法、鸡蛋疗法、蔬菜疗法、动物食疗法。

第四类为气功疗法。

第五类为心理疗法。包括静志安神法、言语开导法、解惑释疑法、移情易性法、以意导引法、以情胜情法、顺情从欲法、激情刺激法。

第六类为声音疗法。包括五音疗法、音乐疗法、喷嚏疗法、呕吐疗法。

第七类为环境疗法。包括水、泥、砂疗法，日光、空气疗法，森林、高山、岩洞疗法，择地疗法，环境香气与色彩疗法。

第八类为时间疗法。包括四季疗法、十二时辰疗法、起居疗法。

第九类为中国传统体育疗法。包括武术疗法如太极拳、易筋经，导引疗法如五禽戏、八段锦等。

第十类为刮痧疗法。

第十一类为热熨冷敷疗法。包括热熨疗法和冷敷疗法。

第十二类为棋、书、画、诗疗法。包括棋疗法、书法疗法、绘画疗法、诗歌疗法。

第十三类为民族医学非药物疗法。

第十四类为民间医学非药物疗法。如各地非物质文化遗产项目相关疗法。

第十五类为中国医学传统手术疗法。

第四节　慢性肾脏病中医药"一体化"防治策略

慢性肾脏病（CKD）具有患病率高、起病隐匿、致残性高等特点，严重危害公众健康。据美国肾病学会（ASN）、欧洲肾病学会－欧洲透析和移植学会（ERA-EDAT）和国际肾病协会（ISN）数据，截至 2023 年底，全球约有 8.5 亿人患有肾脏病，而我国慢性肾脏病患病人数已达 1.3 亿人，预计到 2040 年肾脏病将成为导致全球非传染性疾病死亡的第五大常见病因。慢性肾脏病是一种进展性的疾病，有相当比例的患者将最终发展到终末期肾病（ESRD）阶段，我国现阶段因 ESRD 接受透析的患者数量已接近 110 万人，并仍呈现快速增长趋势。这些患者不仅生活质量显著降低，面临更高的健康风险，也给医疗系统和社会带来了巨大的经济负担，是因病致贫、因病返贫的重要原因之一。

慢性肾脏病是各种原因引起的肾脏结构或功能异常的总称，具有发病机制复杂、病程较长、病情表现多样等特点。祖国医学认为，从慢性肾脏病早期到 ESRD，根据临床表现的不同，本病可归属中医学"腰痛""尿血""尿浊""淋证""水肿""癃闭""肾衰病""关格""虚劳"等范畴。邱模炎教授认为，在慢性肾脏病不同阶段实施针对性的策略至关重要。他主张在慢性肾脏病早期、慢性肾功能不全阶段、ESRD 阶段，依据病情特点采用预防、控制、逆转、延缓进展、提高生存质量、防治并发症等不同方法，通过实施慢性肾脏病中医药"防""治""康"的一体化防治策略，实现中医药对慢性肾脏病的分阶段全程干预管理。

（1）治疗方面。邱模炎教授在长期临证的实践中发现，慢性肾脏病患者既可见湿、热、水、瘀、浊毒留滞损伤机体，又可见不同脏腑气血阴阳的虚损，从而确立了"调补分化"治法，即调畅气机、通补兼施、分消湿热、化瘀化浊化毒，具体诊疗思路将在第二章中详细阐述。应用中药以"治"为主，但"调补分化"治法同时可起到防止疾病进展的作用，因此"治"中也蕴含了"防"的思想。

（2）防护方面。邱模炎教授同时强调饮食与生活起居调护的重要性。《黄帝内经》曰"非出入，则无以生长壮老已，非升降，则无以生长化收藏""出入废则神机化灭，升降息则气立孤危"。意为人体气机升降出入正常才能维持较好的健康状态。如果气机升降出入不畅，会导致饮食不能化生为水谷精微，而化为对人体有害的湿、热、浊、瘀，肾脏首当其冲，日久病邪壅滞在体内，甚则化为溺毒。邱模炎教授认为，气机不畅既是肾脏病形成的使动因素，又是肾脏病加重的后果，导致恶性循环。因此邱模炎教授建议患者，在饮食选择上应避免大量吃葱、姜、茴香、韭菜、香椿、干果、牛肉、羊肉等温热性质食材以防止生湿生热，阻碍气机；在生活习惯上，宜动不宜静，静则气机壅滞，动则气机调畅，能促进肾脏功能恢复。患者可根据自身的体力情况而定，运动循序渐进并长期坚持，以助于疾病的康复与疗效的巩固。饮食与生活起居的调理是药物治疗的补充，"防"中蕴含了"治"和"康"的思想。

预防策略还体现在应用中医疫病学的思想指导慢性肾脏病患者预防传染性疾病方面。如新型冠状病毒感染期间，提倡遵守《黄帝内经》疫情防控的"正气存内，邪不可干"等与"避其毒气"同等重要的思想。邱模炎教授强调，慢性肾脏病患者个人防护以及血透室防控措施，应以"预防为主"，要果断应用"隔离法"，应贯彻"三因制宜"思想，并遵循"病证结合"原则。其预防原则，可概括为未病先防、既病防变、病后防复、瘥后防再染四个方面，应把握"邪"与"正"两大环节。邱模炎教授带领的团队将中医疫病学的预防理念和策略应用在血透室疫情防控的实践中，取得了卓越实效，在新型冠状病毒流行期间，保护了 200 余位血液透析患者的生命安全。

（3）康复方面。血液透析治疗是目前我国 ESRD 患者赖以生存的主要肾脏替代治疗方法，约占 90%。随着医疗技术的发展、血液透析技术和设备的不断改进、社会医疗保险覆盖面的扩大，血液透析患者的生存率大幅提高。但随着生存率的增加，维持性血液透析患者存在的多种并发症接踵而至，导致透析患者的生活质量下降，难以回归社会，增加了家庭和社会的负担。有数据显示，我国血液透析患者的生存质量明显低于欧美地区发达国家，患者回归社会的能力凸显不足。因此，邱模炎教授认为提高对慢性肾脏病血液透析患者并发症的防治水平，促进康复，更有助于提高患者生存质量、回归社会。

传统观念认为，血液透析患者仅通过透析机等设备维持生命，中药汤剂难以介入这一阶段患者的治疗，存在较大局限性。但通过多年临床经验和研究结果总结，邱模炎教授认为中国医学非药物疗法往往具有以下优势：①副作用少；②运用方便；③具有治疗、预防、保健、康复等作用；④多为非创伤性疗法；⑤适应证多，应用范围广泛。非药物疗法与一些药物结合应用时，还能够相互补充、发挥二者的优势，既可以加强不同疗法的治疗作用，又可以减少其副作用。邱模炎教授带领其团队开展了一系列相关临床和基础研究，证实了中国医学非药物疗法能够防治多种血液透析急、慢性并发症，改善患者生存质量，在透析领域有独特的优势。中国医学非药物疗法如灸疗能够防治血液透析导致的低血压，改善透析患者营养状态，改善患者生存质量，循经砭术能够改善透析患者运动功能；非药物疗法与相应药物结合的疗法，如灸疗结合口服药能够提高血液透析导致的低血压的防治效果。其他如中药穴位贴敷、耳穴贴压等方法能够调节血压、减轻便秘、改善患者焦虑状态等，这一系列研究成果为血液透析患者的康复提供了新思路。

邱模炎教授提出的慢性肾脏病中医药"一体化"干预策略体现了"防""治""康"互相协同，实现慢性肾脏病中医药全程干预管理。

第二章 慢性肾脏病中医诊疗思路

第一节 "湿热伤血"理论创新

邱模炎教授师从赵绍琴先生，在赵老的指导下，综合朱丹溪等古今医家有关论述，结合临床经验，创新地提出"湿热伤血"理论，以概括湿热病发展过程中出现的血分郁热、瘀血阻滞、络脉受损、入营动血、阴血亏虚等一系列病理变化和临床表现，以弥补传统理论认为的湿热化燥后方可伤及血分之不足。

一、"湿热伤血"理论提出的依据

邱模炎教授认为湿热病广泛存在于临床各科中，正如明代张景岳所论："湿证之见，凡黄疸、肿胀、泄泻、痰饮、呕吐、痹痛、淋秘之类，皆有湿热。"清代章虚谷亦认为："或为泄痢，或为黄疸，或为痹肿，变证多端，皆湿热为病，是名湿热也。"有关湿热病发展过程中出现的血热、瘀阻、络损等病理变化的记述最早亦反映于湿热所致的杂病中。朱丹溪早中就提出了有关"湿热伤血"的观点，认为"凡痢不论赤白，皆属于湿热，……赤痢者，湿热伤在血分""赤痢乃自小肠来，白痢乃自大肠来，皆湿热为本，……有湿热伤血，宜行湿清热"，之后的《明医杂著》《医门法律》等多从其说。明代《医学入门》提出了湿热可致瘀血的观点，认为"盖阳气无形，阴血有质，必湿热泣血，而后发为痈疽"，还提出"带下赤白皆湿热""赤属血"，认为带下色赤者因湿热伤及血分所致。清代薛生白《湿热条辨》共46条，其中11条论述有关湿热所致的血分郁热、瘀血阻滞、络脉受损、入营动血、阴血亏虚等的证治，即使是对湿热化燥、深入营血证的治疗也不忘湿热余邪的存在，每用鲜石菖蒲化其湿浊，并提出湿热伤营之论。吴鞠通《温病条辨》上焦篇第32条记载："暑温寒热，舌白不渴，吐血者，名曰暑瘵，为难治，清络饮加杏仁、薏仁、滑石汤主之。"并注云："寒热，热伤于表也；舌白不渴，湿伤于里也，皆在气分。而又吐血，是表里气血俱病，……故以清络饮清血络中之热，而不犯手；加杏仁利气，气为血帅故也；薏仁、滑石利在里之湿，冀邪退气宁而血可止也。"可见暑湿蕴郁不解，可伤及血分。王孟英于《随息居重订霍乱论》中论及"暑湿热疫秽恶诸邪，皆由口鼻吸入直伤气分，而渐入营分"。其医案中亦有关于湿热蕴郁伤及营血之证的记载，如治康伯侯咳痰带血一案，明言其病机为"湿热熏蒸不已，自气入营矣"，其湿热之邪并未化燥。清代吴坤安在《伤寒指掌》中更为明确地提出："如湿温之邪，入于血络，舌苔中黄边赤，发为赤斑丹疹，神昏谵语，宜清疏血分以透斑，佐芳香逐秽以开闭。"现代医家亦有相关的论述和临床研究报道，如宗维新在《中医杂志》1964 年第 7 期中就提出"湿温结毒，伤及血络"的观点，并附验案加以说明；有学者总结了 148 例尿路感染的病例，其中属湿热者 103 例，而湿热伤络者又占 23 例（约 22.3%）；亦有学者提出湿热黄疸多与血分瘀滞有关，治疗当用清热化湿、活血化瘀之法；某些急重病证和难治病证责之于湿热、求之于血分的临床研究亦不少，如流行性出血热、病毒性肝炎、慢性肾炎等。

邱模炎教授考诸古今方药学著作，发现其中记载了不少具有清热化湿、凉血活血双重功效的中药以及以清热化湿、凉血活血为法则制定的方剂。《神农本草经》记载黄芩、通草、瞿麦、白茅根、泽兰、白头翁等具有清热化湿的作用，还具有"除瘀血""去血闭""通血脉"的作用。其他如栀子、虎杖、木通、赤小豆等亦有此类功效。方剂方面，如治疗湿热血淋的小蓟饮子、五淋散及清心莲子饮，治疗湿热带下赤白的清白散，治疗湿热下痢赤白的芍药汤、白头翁汤，治疗便血的当归拈痛汤及治疗湿温邪闭心包的菖蒲郁金汤等，均有清热化湿、凉血活血通络并调湿热与血分的功效。可见"湿热伤血"类病证有其可适用的方药。

综上所述，湿热之邪未化燥之前出现的血分受损病证，虽因病邪深浅或所伤部位的不同，临床表现较为多样，但其病理性质、治法和遣方用药法则是一致的，故邱模炎教授认为以朱丹溪提出的"湿热伤血"予以统括，可以执简驭繁，便于归纳总结和实际运用。

二、"湿热伤血"的病理机制

湿热伤血的病理过程为湿郁不化，热不得宣，热邪内迫，由气伤血，血分郁热，热伤血络，甚则蒙蔽心包；或湿热交阻，阻碍气机，气机不畅，气滞血瘀；或湿热化燥，热入营血。素体阴虚内热是其体质因素，正如《湿热条辨》所云："亦有阴气素亏之人，病患湿热，甚至斑疹外现，入暮谵语昏迷。"饮食不节、精神失调、治疗不当是其诱发因素，每加重湿热郁滞之病理，诱发湿热伤血之病变。具体而言，饮食偏嗜，过分强调高热量、高蛋白营养，进食肥甘厚味或香燥食物，甜则中满，甘则助湿，而"一切煎炒炙煿、酒醋糟酱燥热之物，恐燥血也"（《医学入门·阴火论》）。七情失节，肝失疏泄，气郁不达，湿亦不化，久郁化火，助湿生热，热郁不宣，内伤血分或加重气滞，导致瘀血内生。至于误治，历代温病学家对温热病误治以辛温发汗、滋阴厚味、芳香燥热之剂所导致的后果论述颇详，如《温病条辨》认为"汗之则神昏耳聋，甚则目瞑不欲言""润之则病深不解"。现代的激素运用，亦多助热伤阴，使湿热燥化，多见血热表现。

三、提炼"湿热伤血"辨治经验

由于湿热邪伤的部位不同，病情轻重深浅不一，临床表现较为多样，在湿阻气分见症的基础上，或以血分郁热为主，或以络伤为主，或以血瘀为主，或见化燥入血，或见阴血亏损等，亦有两种或多种病理变化交错存在，临床可以表现为轻重不同的证候类型。邱模炎教授在传承赵绍琴先生学术思想的基础上总结了"湿热伤血"的辨治经验。

1．辨证方法

（1）脉。脉濡软或濡滑，按沉取多见弦细滑数。赵绍琴教授秉承其父清代御医赵文魁脉学经验，将脉诊分为浮、中、按、沉四部，《文魁脉学》指出"温病的卫、气、营、血四个阶段，可以用浮、中、按、沉来划分"，即浮中主卫气，按沉主营血。浮中取见濡或濡滑为气脉，示湿阻气分；按沉取见弦细滑数，示血郁化热而伤阴，弦细为血脉，弦者为郁，细为血热阴伤，数为有热。合而言之，浮中取见濡软或濡滑，按沉取见弦细滑数，乃湿阻气分、血热阴伤之象，为湿热伤血之主脉。若瘀血重者，可见沉涩之脉。

（2）舌。白苔绛底为典型舌象。舌苔以腻为主，或白滑润腻，或黄白而腻，或黄腻垢厚；舌质以色红绛为典型，或有裂纹，或见瘀斑、瘀点，或舌边尖起红刺。察其舌底多红绛鲜赤，或舌下脉络迂曲。苔主气病，（舌）质主血病，白苔绛底乃湿阻气分、热在血分，为湿热伤血之主要舌象。若以瘀血为主者，舌质多暗或紫暗，或有瘀斑、瘀点。

（3）色。主要为面唇之色。面色以淡黄多见，或晦暗；唇色多红赤且干，或色暗干晦。黄乃土色，湿为土气，湿阻于内，清阳不升，气血不荣于面，故见面色黄；热郁于内，血分有热，故见唇红赤干。若以血络瘀滞或瘀血内阻为甚，则面唇出现晦暗瘀滞之象。

（4）症。①湿阻见症：多表现为一身酸软、沉重无力。湿阻上焦则见胸闷、头晕沉重；湿阻中焦则见脘闷纳差；湿阻下焦则见腰酸且重或痛、尿浊或黄浊、大便不爽或先硬后软；肝胆湿阻热郁则见胁痛、黄疸；湿热内阻，气化不利，水湿不化，泛溢肌肤则见水肿。②伤血见症：出血者多见尿血便血、痢下红赤、衄血，或见镜下血尿、潜血阳性等，此为湿阻不化，热郁不泄，伤络出血，或湿热化燥，入血迫血动血所致；瘀血者见皮肤瘀斑蛛丝纹缕、癥积包块，或见疼痛且以刺痛为主等，为湿热交阻、气机不畅、气滞血瘀之象；血热者多见神志症状，轻者夜寐不安、心烦起急、夜寐梦多，重者神昏谵妄，为湿阻热郁，血热扰心，或化燥热陷心营所为。此外，湿热郁闭，包络闭阻，或病久瘀塞心窍，亦可见神志症状，多为神识昏糊、似明似昧。

2. 分证论治

（1）血分郁热证。此证多表现为心烦起急，夜寐梦多，舌苔虽腻而舌质红绛，或舌边尖起刺，舌底色绛鲜红，脉濡软，按之弦细滑数。治宜宣郁化湿，以透血热，佐以凉血。方用三仁汤加凉血之品。用药时应注意化湿不可辛燥太过，如藿香、白豆蔻等量不宜太大，且不宜久用；凉血不可过用阴柔之品，如生地黄等，以防助湿胶着；清热不可过凉，以防凉遏冰伏之弊。可选用具有化湿与凉血双重功效的气血同治之品，如白头翁、白茅根、泽兰等。

（2）络脉受损证。本证可有以下 3 种情况。①络阻经痹：湿热侵于络脉，气血受阻，无以荣运，故见口噤不开，四肢拘急，甚则角弓反张；或因络脉不畅，致经脉关节痹阻，发为痹证，症见周身关节作痛，舌红苔黄腻，脉濡滑数，日久可致瘀血，而见关节肿大变形，舌质偏暗，或有瘀斑点，脉沉取可得涩象。治宜清热化湿，疏经活络，日久佐以活血化瘀。方用《湿热条辨》宣痹汤，瘀血者可选用虫类药如蜣螂、土鳖虫等。②络伤出血：表现为局部络伤出血，症见如吐血、尿血、便血、衄血，或痢下赤白，或带下赤白。总之，由于湿热所伤部位不同，出血症状亦表现不一。治宜清热化湿，凉血止血。吐血者可用《温病条辨》清络饮；便血者用地榆槐花散；尿血用小蓟饮子；赤白痢及赤白带可用白头翁汤加减。③包络闭阻：初期湿热闭阻心包而见神识昏蒙，似明似昧，时或谵语，舌红绛而苔黄腻，脉濡滑数；久则可酿生浊瘀，蒙闭脑窍。初期用菖蒲郁金汤合至宝丹（热偏重）、苏合香丸（湿偏重）；

后期用《温疫论》三甲散加减。

（3）血分瘀滞证。此证多表现为内脏肿大，腹中癥积，面唇色暗，皮肤蛛丝纹缕，或丹毒成片，或关节肿大变形，舌质紫暗或有瘀斑，舌下脉络迂曲，脉涩。治宜清热化湿，兼以行气活血，或软坚祛瘀。治疗随其湿热所伤的部位选用相应的清热化湿方剂，可参照以上诸证。因其病本于湿热蕴郁，致气机不畅，血分瘀滞，故轻者治当重在化湿清热，湿化热清则气机宣达，血分瘀结得开；若瘀结较重，癥积已成，当参以软坚活血之品，如三棱、莪术等。

（4）血虚阴伤证。湿热病如湿热已化，唯遗阴血不足，舌红无苔，脉细数，或阴虚重者表现为虚风内动、心肾不交等证，辨证较易，可参照湿热病诸证。但湿热未化，热迫血分，如叶天士所云"营分受热，则血液受劫"，而见血虚阴伤者，可既见舌红苔黄腻，又见舌形细瘦、舌中裂纹、唇干且裂等血虚阴分不足之象，应当细心辨证。治疗时，若湿热已化，仅见血虚阴伤者可用补养阴血之法，参照温热阴伤诸治法即可。若湿热未化者可先以清化湿热、清透血热为法治之；待湿化热透邪去之后，阴血有自复之机。若血热阴伤较重，可佐以凉血养阴之法，应用当审慎，一旦碍湿，即当撤之。治疗可根据湿热所伤部位不同而选用清化湿热、凉血透热之不同方药，但化湿之品当防过于温燥，且淡渗利水之品亦当审慎，以防伤阴。经治之后，湿化热清，阴血自复，乃治疗所望。若阴血不复者，可酌情选用凉血养阴之品如生地黄等。

（5）入营动血证。湿热化燥，转为温热，热邪陷入营血，入营动血，可见热陷心包、气营（血）两燔、迫血妄行、热瘀交结等证候。治法与温热病营血证相同。但应注意是否存在余浊未化。若存在，当辅以化浊，如《湿热条辨》每于此时在方中加鲜石菖蒲。若迫血妄行，出现出血重症，每易导致厥脱，当积极救治。

此外，赵绍琴先生在辨证方面强调首辨湿热轻重，继辨气血偏颇，以使治湿不助热，清热不碍湿，治气不伤阴，凉血养阴不阻气。赵绍琴先生在用药方面有以下特色：①善用风药，如荆芥炭、防风、独活、白芷等，用量较少，以宣气化湿，又无助热伤阴之弊；②善用轻下之法，尤对于大便不爽者，每酌情用生大黄、大黄炭，用量为 0.5～8 g，取其轻下以祛湿泻热，又可凉血活血；③注重消导和中，以杜生湿之源，常选用焦三仙、大腹皮、水红花子，认为水红花子既可消食和中，又可凉血，为本证最宜；④慎用淡渗之品，如猪苓、茯苓、泽泻等，虽可利湿，但恐其每易伤阴，阴伤则助内热，加重血热，为本证所不宜。

第二节 基于"湿热伤血"理论的慢性肾脏病"调补分化"法

一、"调补分化"法的提出

关于慢性肾脏病，现代医学认为是指肾脏损伤或肾小球滤过率（GFR）≤60 ml/（min·1.73 m²），时间≥3个月。其中肾损伤定义为肾脏病理学异常或血、尿中的肾脏损伤标志物异常或肾脏影像学检查异常。

慢性肾脏病可归属中医学"腰痛""尿血""淋证""水肿""癃闭""关格""虚劳"等范畴，其病因、病机较为复杂，诸多医家认为其病机特点为本虚标实。邱模炎教授在师承赵绍琴老师论治肾脏病的理论基础之上，认为此病中医病机多为虚实夹杂，既可见湿、热、水、瘀、浊毒留滞损伤机体，又可见不同脏腑气血阴阳的虚损，并在此基础上创立了"调补分化"治法。

1. 调畅气机

邱模炎教授认为湿热之邪为本病发病的关键因素且贯穿疾病始终，湿热壅盛，易阻滞气机，影响三焦。三焦是协同诸脏腑运化及转输体内水谷精微的重要通道，湿热壅滞三焦，气化失衡，势必影响诸脏腑气化功能，导致精、血、津液运化失常。上焦气化关乎肺，肺主一身之气，为水之上源，主通调水道；中焦气化关乎脾胃，为全身气机升降之枢纽，布散水谷精微于周身；下焦气化关乎肾，为一身之气的根本，主水司开阖，蒸化转输津液。湿热壅滞上、中、下三焦，则肺失宣肃，脾失健运，肾失开阖，三焦水道不通，水谷津液代谢失常，清浊不分，精微外泄，谷气下流，临床则表现为水肿、蛋白尿。邱模炎教授治疗本病尤重视疏调全身气机，宣畅三焦，治以宣肺行气、开郁化湿。此法主要通过宣展上焦气机以调全身之气机，解除三焦壅滞的状态，交通表里，通达上下，使气化湿亦化，湿去则热不独存。

　　肺主气司呼吸，一身之气的升降出入能协调通畅有赖于肺的正常工作，而水液精微的正常输布也有赖于肺主气功能的正常发挥。若肺失宣肃，气机升降出入失常，导致水液代谢异常，肺失去通调水道的功能，则水湿、浊毒等蓄积于内。因此，在给慢性肾脏病患者调畅气机时不可不重视肺。吴鞠通言"肺主一身之气，气化则湿化""肺药取轻清"，故邱模炎教授从肺调畅气机时多用辛温轻浮之风药，以疏风胜湿、开郁泄热，多选取"血中之风药"荆芥并炒炭用之，以宣气化湿，又无助热伤阴之弊，以及"风药之润剂"防风，二药合用取"风能胜湿"之意，加强辛散宣透之力，以宣畅三焦，共奏开郁化湿、宣畅气机之效，用量宜少。依辨证不同酌加白芷、独活、紫苏等。此类药物质轻味薄，禀性轻灵，少量轻投，既可疏风胜湿又可清宣透散，在宣畅气机的同时又可将体内郁热透散于外，起到"火郁发之"之效，从而恢复肺功能，调畅气机。正如赵绍琴先生所言："祛除湿热，首当治湿，治湿必先化气，化气必当宣肺，盖肺主一身之气，肺气宣则一身气机通达，营卫调和，气化得行，湿乃自去，湿去热不独存。"

中焦脾胃为五脏气机之枢纽，吴达在《医学求是》中提出："升则赖脾气之左旋，降则赖胃土之右转也。故中气旺，则脾升胃降，四象得以轮转。中气败，则脾郁而胃逆，四象失其运行矣。"若中焦脾胃衰败失去运化能力，枢机不利，亦可导致周身气滞不行。邱模炎教授在调畅中焦气机时多加入焦三仙（焦麦芽、焦山楂、焦神曲），依辨证不同酌加枳实、青皮、陈皮等。焦三仙本多用于消食化积，邱模炎教授用其化积之力加强中焦脾胃的运化功能，脾胃健运则中焦枢纽得以运转，有助于调畅周身气机。此外，肺所吸入之清气与脾胃运化水谷精微而生成的营卫之气，于胸中结合形成"宗气"。《灵枢·邪客》记载宗气"积于胸中，出于喉咙，以贯心脉，而行呼吸焉"，指出宗气贯心脉，助心行血。患者肺、脾二脏功能正常有助于宗气的生成与输布，进而改善心功能，维持心行血功能的正常运行。

邱模炎教授强调整体观念，注重综合调治，故"调"不仅有调畅气机之意，亦包含调理饮食及调畅情志。在药物治疗的同时强调饮食调理和情志调畅，亦是遵循疏调气机之法，正如赵老所言"治病之要，贵在疏调"。例如对于高尿酸血症患者，中医认为高嘌呤食物多属肥甘厚味、助湿生热之品，应嘱患者严格限制高嘌呤食物摄入。肝主疏泄，若情志调畅，肝气条达，则气机通达，气化得行，湿热乃去。若过度思虑，情志不畅，肝失疏泄无以调畅气机，则湿热之邪停滞难消，故应嘱患者保持情志调畅以使肝气条达。且本病常常缠绵难愈，病程长，易反复，临床应充分告知患者本病的危害与规律调治之重要性，提高患者依从性，以期提高疗效。

2. 通补兼施

慢性肾脏病往往病程较长，患者在临床上较少表现出单纯的实证或虚证，多表现为虚实夹杂，既可出现气虚、阴虚、阳虚的表现，又可见湿热、瘀血、水湿、痰浊、浊毒，且湿热之邪可从阳伤阴，从阴伤阳，易致气阴两虚、脾肾气虚、脾肾阳虚、肝肾阴虚、阴阳两虚而有不同证候。慢性肾脏病虽兼有虚证表现，但若湿热等邪不去则正气难复，且补益之品每多温燥或滋腻，易助湿生热，故当慎用滋补，以通补为宜，注意补虚而不助湿生热、阻碍气机。在虚证不甚明显时，切勿浪补，勿犯实实之戒，应以祛邪为主，邪去正安，正气亦复，正所谓扶正可以祛邪，祛邪也可以扶正。

邱模炎教授在使用补虚药物时，一是会针对患者气虚、阴虚、阳虚偏重之不同以及虚损脏腑部位的不同选用不同药物；二是会斟酌药物的使用，避免选取过于助热、助湿之品，加重患者实邪壅滞；三是会配伍其他药物进行制衡，以达到通补兼施的效果。

补气方面，若患者素体气虚，或因邪阻日久，或因饮食控制，而见脾胃中焦气虚，则多配伍黄芪以补中焦之气，减少水湿、浊毒的生成与蓄积，恢复脾胃气机升降枢纽的功能，《本草纲目》言其可"益元气而补三焦"，现代药理研究表明其有降低尿蛋白作用，病理实验证明其能减轻肾脏病变，扩张血管而起到降压作用。若湿阻明显，而见胸闷脘痞、大便黏滞、舌苔白腻水滑，则用黄芪配伍苍术、白术、砂仁、薏苡仁以燥湿健脾。若湿邪阻滞严重，舌苔既白且厚，久而不退，可配伍草果，草果温燥之性明显，可助湿邪退去，同时应加用知母、黄柏。若水肿较著，则合用茯苓、猪苓、大腹皮等以行气利水。

补阴方面，若患者因湿热日久、内热较著等而出现阴虚，临床表现为五心烦热、口干、舌苔裂纹明显者，多选用麦冬、北沙参、知母、玄参、龙骨、牡蛎等药物。其中麦冬、北沙参归上、中二焦，多用于肺、脾阴虚少液，见口干、舌苔前中部裂纹明显或剥脱明显者；知母、玄参除滋阴外，有较强的清热效果，多用于烦热感明显或阴虚血热者；龙骨、牡蛎性味咸寒，收敛固涩，且可潜阳，多用于阴虚盗汗、耳鸣，或心烦、失眠多梦者。

补阳方面，若患者出现目眩、腰酸、畏冷、舌淡、尺脉弱等肾阳虚表现，邱模炎教授多用山茱萸、肉桂、远志等，若肝肾不足而表现出头晕目眩，或见遗精滑精，则多用山茱萸以补益、收敛、固涩；对于肝肾不足引起的腰膝酸软，则多用远志、牛膝以平补肝肾、柔筋止痛；若患者阳虚畏冷，多加入肉桂以补火助阳；若患者阳虚气化不利，小便不利而水肿，可用肉桂、知母、黄柏，滋肾通关，以恢复下焦气化功能。

3. 分消湿热

所谓分消，来源于清代叶天士"分消走泄"理论，叶天士基于前人相关治法，首次提出了"分消走泄"的概念。此法主要用于治疗湿热为患所致之病，目的在于从三焦不同通路分利湿热之邪，使内外得清，气机畅达。后经王孟英、吴鞠通等医家的不断发展和创新，分消湿热法逐渐成为温病的常用治法之一。邱模炎教授认为慢性肾脏病常因湿、热二邪互相胶结而缠绵难愈，湿热之邪贯穿疾病始终，《温病条辨》指出："徒清热则湿不退，徒祛湿则热愈炽。"单纯针对其一进行治疗很难收获较好的疗效，此时应用叶天士分消理论以消除其体内黏滞不去的湿热浊毒，往往收效更佳。

邱模炎教授多自三焦入手，上焦"宣上"，中焦"畅中"，下焦"渗下"，共同解除郁滞之湿热、浊毒。宣上多用风药，以荆芥、防风宣发上焦郁热；若热盛者，宣发之外亦需清热，可加入黄芩以清热燥湿泻火。畅中则取温胆汤，多用枳壳、竹茹、陈皮、青皮、茯苓等。枳壳利膈上之气，竹茹清膈上之痰，陈皮、青皮理气行滞，茯苓健脾祛湿，诸药共同梳理气机，解除痰湿阻滞，使中焦调畅，从而化中焦湿热。若中焦湿热兼脾胃气虚，可加石莲子、芡实，清湿热兼补脾胃。渗下则选用分清泄浊药物，令湿热、浊毒得以自小便出，多取萆薢分清饮，多用萆薢、土茯苓、黄柏、苍术等。萆薢利湿祛浊，助湿邪自小便而去；土茯苓除湿之外亦可解毒，有助于浊毒自小便而出；黄柏、苍术合用，走行下焦，化湿的同时可清下焦之热，使下焦湿热之邪同消。此外，邱模炎教授根据患者湿、热二邪之偏重，用药亦有不同，湿重热轻者祛湿、利湿之品往往加量，热重湿轻时清热、泻热之品则用量更多。临证尤需注意，湿热伤血，阴亦不足，利水之品多伤阴，虽有化湿之功，但不如宣气开郁化湿恰当，故慎用利水药，以防伤阴。

4. 化瘀活血，凉血清热

慢性肾脏病患者湿热留着于内，黏滞不去，导致气化不利，升降失和，加之邪热煎熬血液，日久则瘀阻肾络，血行不畅，从而形成瘀血。患者存在血瘀的同时，往往还有血热表现，此时不宜单用温经活血之品。邱模炎教授在化瘀活血之外，还强调清热凉血，多选用积雪草、半枝莲、六月雪、白茅根、茜草、地榆、槐花、土鳖虫、丹参、赤芍、水红花子等药。现代药理研究显示，积雪草有抗炎、抗纤维化、调节免疫的功效，可减少内皮细胞损伤，提高肾脏血流量，延缓肾间质纤维化，保护肾功能。六月雪对于降低尿蛋白、血尿素氮、血肌酐水平等有较好的疗效。若兼见血尿，除了地榆、槐花凉血止血之外，可加小蓟、大蓟加强止血效果；血热明显，见舌质红绛伴脉络迂曲者，多用丹参、赤芍、积雪草、茜草、鬼箭羽等凉血活血；若血瘀兼湿邪偏盛或水肿相对明显者，可用水红花子行血兼顾利水；瘀热积滞，舌苔黄腻浊者，加生大黄或大黄炭、酒大黄；瘀血较重，舌质见瘀点瘀斑，脉沉涩明显者，可用虫类药如土鳖虫，以咸寒入血分，而搜剔入络、逐瘀通经。本病病程缠绵，临证选用虫类药破血时需谨慎。

二、"调补分化"法治疗不同肾脏疾病

1. 造影剂肾病

造影剂肾病为现代医源性疾病，临床多指冠心病患者行冠状动脉支架术后出现的肾损伤，中医古籍中无相对应病名。根据患者的临床表现和不良预后特点，有学者将其归属于中医的"药毒""溺毒""水肿""关格"等范畴。造影剂引起的"药毒"，可以表现为肾脏血流动力学改变、肾小管上皮细胞损害、氧自由基损伤等，轻则无明显临床症状，只引起血肌酐的升高，重则引起水肿、少尿、无尿等急性肾功能衰竭的表现（关格），甚至危及生命。有学者认为其主要病机为药毒入体后，体内津液黏稠、淤积，运行缓慢，导致气血运行不畅；中焦脾胃壅滞，升清降浊之能下降，三焦水道邪毒壅滞，或兼气虚，无力布化津液、行血无力，造影剂药毒亢盛不减，机体无力抵抗，致使湿、瘀和毒相互搏结致气血运行逆乱，脏腑失

调，三焦气化失司，水液输布紊乱，最终出现水肿、关格等病症。

邱模炎教授认为此种疾病的病机特点多为本虚标实，以正气亏虚为本，以药毒而致湿热、瘀、浊毒等病理产物为标。药毒由脉道入体，流经肺络，肺气郁闭，通调无力；流经脾胃，脾气受损，运化失司；沉积肾络，肾脏滤过率下降；药毒在脉道中与湿热瘀相互胶着，留滞不去，致浊毒内蕴，肾功能下降。因此，针对此病机，邱模炎教授在总结赵老从"湿热伤血"论治慢性肾脏病学术思想的基础上，确立"调补分化"治法，即"调畅气机、补益虚损（通补兼施）、分消湿热、化瘀活血（凉血清热）"。邪实明显时以调畅气机、分消湿热、化瘀活血为主，邪去正虚显露时重视补虚益损，运化脾胃，重视顾护后天之本。由此，可提高肾小球滤过率，避免肾功能损害，改善患者远期预后。

若合并冠心病则常兼夹痰瘀之实以及胸阳不振、心失所养之虚，加之支架术后药毒损伤，病情更为复杂，病变常涉及心、肾、脾、肺、膀胱等多个脏腑，病理上湿、热、水、虚、瘀、毒交杂。若患者出现胸中闷痛、短气等表现，舌苔厚腻水滑，脉弦滑紧，提示痰湿阻碍胸中气机，胸阳不振。对于此病症，邱模炎教授多化裁使用仲景瓜蒌薤白半夏汤治疗，方中瓜蒌化痰宽胸，薤白通阳行气，共同通行胸中阳气；若痰湿较重，苔厚腻水滑，多合入厚朴、石菖蒲等以增强化痰燥湿效果；若血瘀明显，舌下络脉迂曲者，加丹参、红花等增强活血祛瘀之力。

2. 慢性尿酸性肾病

慢性尿酸性肾病是高尿酸性肾损害的临床类型之一。是由于嘌呤代谢紊乱导致血尿酸生成过多或由于肾脏排泄尿酸减少，导致血尿酸升高，尿酸盐在血中呈过饱和状态而沉积于肾脏，诱发慢性炎症反应和慢性肾间质纤维化。肾脏的病理表现为慢性小管间质损害，早期表现隐匿，逐渐出现尿浓缩功能下降，夜尿增多，尿沉渣无有形成分，尿蛋白阴性或微量，后逐渐出现慢性肾脏病。随着人们生活水平的提高，蛋白质及富含嘌呤成分食物摄入量明显增加，导致痛风及痛风性肾病的发病率不断升高，应引起高度重视。近年来，越来越多的证据表明，高尿酸通过一系列的机制直接引起肾脏的损伤，导致慢性肾脏病。目前，西医治疗本病多以促进尿酸排泄、抑制尿酸合成为主，但这些药物长期服用可造成肝功能、肾功能、消化系统、造血功能等的损害，且停药后血尿酸极易反弹，肾功能无法得到有效改善，尿蛋白无法消除，胶原代谢难以改变，肾脏纤维化难以逆转，对防治尿酸性肾病的发生、发展均有很大的局限性。

本病在中医学中属于"痹病""水肿"等范畴。其病因大多与嗜食肥甘厚味、生冷海鲜及饮酒过度有关。传统观点多认为本病病机以正虚，尤其是脾肾亏虚为本，诸邪即湿、热、痰、瘀为标。脏腑虚损，体内气血津液代谢失调是发病的主因，饮食劳倦、七情等失调是发病的诱因。但邱模炎教授认为"湿热伤血"是其病因病机症结所在，提出用"调补分化"法治疗该病，临床颇多效验。

邱模炎教授认为慢性尿酸性肾病的病理因素主要是湿热，患者平素嗜食肥甘厚味、起居无常，加之情志失调、痰湿内盛，导致湿浊内生，蕴久化热，酿生湿热，故湿热之邪为本病发病的关键因素，贯穿疾病始终。故而本病因实致虚，以实为本，为虚实夹杂之病。湿热之邪于素体中阳偏弱之人，易从湿化，形成湿重于热之证；于素体中阳偏旺之人，易从热化，形成热重于湿之证。"湿"与"热"，阴阳属性不同，合而为病，胶结难化，因此缠绵难愈，易于反复。正如薛生白所言："热得湿而热愈炽，湿得热而湿愈横。湿热两分，其病轻而缓；湿热交合，其病重而速。"治疗除前面提到的饮食控制外，用药多选用二妙丸、三妙丸分消下焦湿热。现代研究结果显示，二妙丸（黄柏、苍术）具有降低高尿酸血症模型血尿酸的作用；牛膝能抑制肾脏转化生长因子-β_1表达，减轻肾组织的纤维化。分清泄浊多选土茯苓、萆薢、车前子，土茯苓与萆薢合用共奏分清泄浊、通利关节之功，现代药理研究显示，萆薢的水提取物能够显著降低高尿酸血症之血尿酸，其降尿酸能力与苯溴马隆的降尿酸能力相当，可延缓肾功能损伤。《本草正义》言土茯苓"利湿去热，能入络，搜剔湿热之蕴毒"。土茯苓可通过抑制黄嘌呤氧化酶活性，增强机体抗氧化能力来降低血尿酸，起到保护肾脏的作用，且优于别嘌醇。若湿浊偏重或以寒湿为主，可选萆薢分清饮分清泄浊。

3. IgA 肾病

IgA 肾病是我国最常见的原发性肾小球肾炎，研究发现部分 IgA 肾病呈进行性进展，确诊 10～20 年后，有 15%～40% 的患者发展为终末期肾脏病（end stage renal disease，ESRD）。IgA 肾病最常见的临床表现为发作性肉眼血尿和无症状性血尿和（或）蛋白尿。目前西医对于 IgA 肾病多采用免疫抑制剂、激素以及对症治疗，临床疗效欠佳，预后亦不乐观。因此，IgA 肾病的诊疗一直是肾脏病领域的重点与难点。近年来中医药对本病的治疗取得了一定的进展，并得到了医学界的认可。然而中医古籍中并无 IgA 肾病的记载，根据 IgA 肾病的临床表现，可将本病归于中医学的"尿血""水肿""腰痛""虚劳"等范畴。

邱模炎教授认为 IgA 肾病的发生发展与三焦不畅密切相关，病理产物多为湿热瘀毒。三焦的功能可从以下 3 个方面理解。①通行元气。《难经·六十六难》说："三焦者，原（元）气之别使也，主通行三气，经历五脏六腑。"三焦元气，为人体最根本的气，是生命活动的原动力。元气根于肾，通过三焦别入十二经脉而达于五脏六腑，故称三焦为元气之别使。②运行水谷。《素问·五脏别论》称三焦为传化之府，认为其具有传化水谷的功能。《素问·六节藏象论》说："三焦……仓廪之本，营之居也，名曰器，能化糟粕，转味而入出者也。"指出三焦具有将水谷的精微变化为营气，以及传化糟粕的作用。《难经》明确提出三焦的运行水谷作用，如《难经·三十一难》说："三焦者，水谷之道路，气之所终始也。上焦者，在心下，下膈，在胃上口，主内而不出。……中焦者，在胃中脘，不上不下，主腐熟水谷。……下焦者，当膀胱上口，主分别清浊，主出而不内。"提出上焦如雾，中焦如沤，下焦如渎。③运行水液。《素问·灵兰秘典论》说："三焦者，决渎之官，水道出焉。"说明三焦是人体管理水液的器官，有疏通水道、运行水液的作用。

IgA 肾病临床表现以血尿为多见，也可伴有蛋白尿，发作前常有上呼吸道感染（少数伴有肠道或尿路感染等）。本病先有外邪侵袭，导致三焦枢机不利，阳气运行受阻，水谷运化失常，则水谷精微不循常路，清浊不分，则可能会出现血尿、蛋白尿。水液运行失常则湿浊内停，郁久化热，而湿为阴邪，其性重浊黏滞，湿与热合，湿郁热炽，热蒸湿动，遂弥漫表里，充斥三焦。湿热留着于内，黏滞不去，加重气化不利，升降失和，日久则瘀阻肾络。肾气受损，脏腑温煦失职，水液代谢进一步受阻，三焦阻滞更甚，阳气升降出入失常，湿热瘀毒胶结难除，使病情突变或进展恶化，从而更加难治难愈。

基于以上病因病机的认识，邱模炎教授在临床治疗时以

"调补分化"为大法，这是他在总结赵老慢性肾脏病多"湿热伤血"学术思想的同时又结合自身治疗 IgA 肾病的临床经验提出来的。从三焦入手，重在疏利壅滞，使三焦气化得以通畅，气行则血行，湿热瘀毒得以顺利排出，以达邪去正复之效。"调"即调畅上焦气机，临床上常用少许风药诸如荆芥炭、防风，以宣畅肺气、疏通气机；"补"即扶正补虚，补中焦不足，临床上多用生黄芪；"分"即分清泌浊，临床上选用土茯苓、萆薢、鬼箭羽、大黄；"化"即化湿、化热、化瘀、化毒以化清病理产物，多用凉血化瘀药丹参、赤芍、茜草、地榆、槐花以及大黄。

　　长期以来，中医治疗 IgA 肾病有着特色优势，然而众多学者对 IgA 肾病病因病机的认识仍然未能达成统一。邓跃毅教授认为 IgA 肾病的发生和发展的始动因素在于先天禀赋薄弱，气虚卫外不固或脾弱纳化乏力，而病理因素主要为湿热毒瘀。病理因素又参与疾病的发展，更导致病情恶变。邵朝弟教授认为本病属本虚标实，虚多责之肾气亏虚，或脾气不足，此为发病的内在因素，风热湿瘀之邪为其标。梁贻俊教授认为 IgA 肾病多因风、寒、湿等因素在正虚的基础上诱发，使肺、脾、肾三脏功能失调所致。聂莉芳教授则认为 IgA 肾病的中医病机以正虚为主，其中又以气阴两虚证最为多见。赵玉庸教授提出"肾络瘀阻"病机学说，认为 IgA 肾病病机不外虚实两端，虚者多责之脾肾，实者多责之于风热湿瘀，肾络瘀阻贯穿疾病始终。邱模炎教授在总结前人的基础上提出 IgA 肾病的发生发展与三焦不畅密切相关，治疗上提出"调补分化"的大法。重点围绕三焦通畅、疾病乃去的思想，通过三焦论治进而从整体解决临床复杂问题，充分体现了中医整体观念这一思想，临床收效较为满意。

4. 膜性肾病

膜性肾病（membranous nephropathy，MN）是一种以肾小球基底膜上皮细胞下免疫复合物沉积，伴基底膜弥漫性增厚为典型病理改变的临床常见自身免疫性疾病。排除自身免疫性疾病、感染、肿瘤及药物等因素，其病因不明确者称为特发性膜性肾病（idiopathic membranous nephropathy，IMN）。本病确切的发病机制虽尚未明确，但目前研究发现，M 型磷脂酶 A2 受体及其抗体在病因诊断及预后评估中具有重要作用，临床表现多为肾病综合征或无症状的蛋白尿，部分患者可伴有镜下血尿、高血压等。该病起病隐匿，病程具有反复发作性，约有1/3 的患者可自发缓解，约 1/3 的患者在 10 年内会发展为终末期肾病，其余患者为无进展的慢性肾脏病。目前，西医治疗以激素联合免疫抑制剂或细胞毒性药物为主，包括肾素－血管紧张素系统抑制剂及降脂抗凝等支持治疗，但该治疗方案不良反应多且易引起诸多并发症，减药或停药后病情易复发，加速病情进展，严重影响远期预后。膜性肾病属于西医病理学诊断概念，根据其水肿、大量蛋白尿的主要临床表现，可归为中医学"水肿""尿浊""虚劳"等范畴。中医药以其独特的辨证论治优势在膜性肾病的防治及预后中发挥着重要作用。

邱模炎教授认为，本病病性多属邪实正虚、虚实夹杂，多因外邪侵袭、情志不调、饮食劳倦内伤或平素体质虚弱等因素导致水湿浊毒内蕴致气化不利，继而影响三焦及肺、脾、肾等脏腑的生理功能，最终导致体内精、气、血、津液运化失常。湿热之邪是重要的致病因素，其病机关键在于湿热瘀阻、气化不利。在本病的发生发展中，水湿、湿热和瘀血既是病理产物，也是致病因素。本病亦以"调补分化"法为治疗大法。临证时，根据疾病的不同阶段辨明湿热偏颇轻重，三焦同调，肺、脾、肾兼治，谨守病机，随症化裁。邱模炎教授认为分消湿热、分清泄浊是本病治疗的重点。通过配伍辛宣芳化、辛开苦降、淡渗利湿类药物使湿热之邪由三焦分道而消，令湿热相孤，湿去热散，邪去正安，亦昭叶天士温病特色治法"分消走泄"之意。咽喉为肺之门户且又为少阴肾经循行之地，故邱模炎教授在诊疗过程中，注重对咽喉的检查，以司外揣内判断湿热之轻重。若咽喉红肿甚或咳痰不利，宜选桔梗、杏仁、苏叶（梗）、蝉蜕等宣上之品以宣肺利咽、开郁化湿，气行则水道通利，湿热之邪得以排出。如赵绍琴先生所言："大凡宣肺之用于上焦，人所易知也，而中下焦湿热证治亦必以之为要法者，最当深究其理。"湿热壅塞中焦时，临证可见呕恶纳呆、胸中烦闷、大便黏腻不爽等症状，多加黄连温胆汤化裁以理气行滞、燥湿化痰，清解郁热并消瘀滞的同时又可疏利少阳气机；若苔白厚腻者，则湿邪内盛，宜加佩兰、藿香以芳香醒脾、化湿行气；舌苔浊厚黄腻甚者，则湿热交阻，可加黄芩、知母、草果、砂仁，草果为辛香燥烈之品，用量宜轻，取其清热燥湿、化浊理气之效。水湿为阴邪，肾为阴脏，湿热合邪每易留恋于下焦，临证多选用二妙丸、三妙丸加减以清热化湿，同时辅以土茯苓、萆薢、车前草以分清泄浊、利小便，使湿热之邪渗下从膀胱而去。湿浊可聚而成痰，留而为饮，积而成水，若水肿较甚者，伴外感症状时可选麻黄连翘赤小豆汤加减，取"提壶揭盖"之意以疏风解表、清热化湿、利水消肿；或投以五皮饮、五苓散等淡渗利湿之品利三焦气、行皮腠以消肿，切不可妄用峻下逐水之剂以利水而伤阴、攻伐正气。

长期以来，中医治疗慢性肾脏病有着特色优势，然而众多中医学者对其病因病机的认识仍然未能达成统一。邱模炎教授在总结赵绍琴先生"湿热伤血"理论的基础上，提出了"调补分化"治疗大法，参以随证施治，认为从肾功能正常开始即应抓住疾病本质，一旦发现异常，应做到早诊断、早治疗，这样才有助于慢性肾脏病的康复，保护肾功能。

第三节　慢性肾脏病血液透析患者的中国医学非药物疗法

慢性肾脏病的防治与康复是世界关注的公共卫生问题。近年来，尿毒症的患病率和发病率均在逐年增长。维持性血液透析是我国尿毒症患者赖以生存的主要替代治疗方法。随着血液透析技术和设备的不断改进，社会医疗保险覆盖面的扩大，血液透析患者的生存率大幅提高。现代透析治疗的观念和目标已经非常明确，即提高患者的长期生存率和改善患者的生存质量，将生存质量评估纳入透析质量评价体系已经得到国内外学者的广泛认同。但我国血液透析患者的生存质量明显低于日本和欧美的发达国家，患者回归社会的能力不足，终末期肾脏病尿毒症患者"以治为主"而"康复不足"的现状急需改变。因此，努力提高血液透析患者的生存质量，加强患者的综合康复，促进患者回归社会，是当前国内肾脏病学术界密切关注的课题。

维持性血液透析患者存在贫血、营养不良、慢性微炎症状态、肾性骨病、尿毒症性肌病、神经病变、心功能不全、焦虑症与抑郁症等多种并发症，导致自身运动能力及躯体活动能力下降，活动量减少，心理脆弱，很难或不愿回归社会。这些较差的功能状态大大拉高了维持性血液透析患者的再住院率和死亡率，影响患者生存质量，增加家庭和社会负担。因此，邱模炎教授认为，促进血液透析患者的综合康复对提高患者生存质量、促使患者回归社会有重要的意义。

从历史来看，中医学很早即使用了"康复"一词。《尔雅·释诂》："康，安也。"《尔雅·释言》："尹复，返也。"

康复即为恢复平安或健康。早在远古时期，随着医药的起源出现了最早的康复医疗的实践活动，如灸刺、砭石等。历经数千年流传下来的康复方法，具有简便易行、疗效显著的特点，很多康复理念也和现代医学模式下的健康观念不谋而合，有很高的实用价值。中医康复在发展过程中，继承和发扬了中医理论，以古代五大医术即砭、针、灸、药和导引按跷为基础，以经络理论为指导，结合患者的病症再进行调治。经络学说是祖国医学基础理论的核心之一，源于远古，服务至今，在两千多年的医学长河中一直为保障人们健康发挥着重要的作用。《黄帝内经》中阐述了经络的功能，认为经络能够运行气血、平衡阴阳、濡养筋骨、滑利关节、联络脏腑、连通表里上下，以及传递病邪等。经络学说被广泛地用以指导临床各科的治疗，特别是对针灸、砭术、按摩等非药物治疗，更具有重要指导意义。针灸、砭术、按摩疗法，主要是根据某一经或某一脏腑的病变，在病变的邻近部位或循行的远隔部位上取穴，通过针、砭、按，以调整经络气血的功能活动，从而达到治疗的目的。而穴位的选取，就必须按经络学说进行辨证，断定疾病属于何经后，根据经络的循行分布路线和联系范围来选穴，这就是"循经取穴"。经络系统遍布全身，气血津液以经络为运行途径而输布人体各部，发挥濡养、温煦作用。脏腑与脏腑之间，脏腑与人体各部分之间，也是通过经络维持密切联系，并各自发挥正常的功能。所以经络的生理功能，主要表现在沟通内外，联络上下，将人体各部组织器官联结成为一个有机的整体，通过经络的调节作用，人体保持着正常生理活动的平衡协调。经络又能将气血津液等维持生命活动的必要物质运送到全身，使机体获得充足的营养，从而使生命活动正常运行。

邱模炎教授认为中医药在血液透析患者生存质量的改善方面独具特色，以辨证论治为基础，从中医内治法、外治法、护理干预、养生保健等多种途径入手，对改善患者生存质量及长期预后具有良好的作用。随着对中国医学非药物疗法研究的深入，邱模炎教授结合自己35年的经验，带领团队通过一系列临床或基础研究证实了非药物疗法能够防治血液透析患者常见的急、慢性并发症（如低血压、营养不良、虚弱综合征、运动功能障碍等），改善患者生存质量，提高患者社交功能，降低肾脏病对日常生活的影响，促进血液透析患者康复。

邱模炎教授认为，脾胃二经在促进血液透析患者康复、维持机体生理功能方面起重要作用。脾胃为后天之本、气血生化之源。张介宾说："四肢之举动，必赖胃气以为用，然胃气不能自至于诸经，必因脾气运行，则胃中水谷之气，化为精微，乃得及于四肢也。"也就是说，四肢赖以活动的清阳之气，虽然源于胃中饮食所化，但需经脾之转输而得，四肢属太阴脾土所主。若脾之运化水谷精微功能旺盛，则机体的消化功能健全，才能为化生精、气、血、津液提供足够的养料，才能使脏腑、经络、四肢、百骸以及筋肉皮毛等组织得到充分的营养，而进行正常的生理活动，故称脾胃为后天之本、气血生化之源。《素问·痿论》云"脾主身之肌肉"，这是由于脾胃为气血生化之源，四肢及全身的肌肉都需要依靠脾胃所运化的水谷精微来营养，才能发达丰满，完成正常的生理活动。《素问·太阴阳明论》又云："足太阴者，里也，其脉贯胃属脾络嗌，故太阴为之行气于三阴。阳明者，表也，五脏六腑之海也，亦为之行气于三阳。脏腑各因其经而受气于阳明，故为胃行其津液。"本段经文说明脾气散津的功用，是通过经脉实现的。足太阴是脾的经脉，其脉贯胃属脾，而络于食道上口，所以它能吸收胃中水谷的津液，输送至三阴经（高世栻注"厥阴为一阴，少阴为二阴，太阴为三阴，故足太阴者，三阴也"）。胃是五脏六腑的给养仓库，阳明胃经是太阴脾经之表，太阴脾经是阳明胃经之里，表里二经是相互交通、密切联系着的，所以津液由脾经吸收后，也就通过阳明经而输于三阳经。阳明之胃气行于三阳，必赖脾气而后行，胃中的水谷靠脾脏运化为精微物质，又因脾与胃以膜相连，把精微物质贮藏在脾脏中，脾脏通过脾经又经过三阴经、三阳经而把水谷精微运至四肢，使四肢有营养而正常活动。邱模炎教授基于以上中医学理论，通过总结中国医学非药物疗法在血液透析领域临床应用研究的思路和体会，以"顾护后天之本"和"脾主肌肉四肢"为立论依据，提出采用中医适宜技术调理脾胃进而促进患者康复。由于终末期肾病维持性血液透析患者肾功能严重丧失，需要严格控制水分的摄入量，中药汤剂、配方颗粒剂难免增加患者容量负荷，在血液透析领域的大范围长期运用受到很大限制。因此，中国医学非药物疗法显示出了独特的优势。

一、调理脾胃无烟灸法

血液透析过程需要常规使用抗凝剂，增加潜在的出血风险，因而针刺在血液透析患者中的应用受到一定限制。灸疗作为一种简单、方便的干预措施，在血液透析领域则具有较好的应用前景。灸足三里等穴的保健强身、健运脾胃功效为历代针灸医家所推崇，亦被现代临床及实验研究证实。2003 年，邱模炎教授带领团队采用无烟灸法对血液透析患者进行干预治疗，相关课题获得了 2005 年度首都医学发展科研基金、中国中医科学院第二批中医优势病种临床研究项目、2010 年度北京市科学技术委员会首都临床特色应用研究项目、2013 年度中国中医科学院中央级公益性科研院所科研基本业务费自主选题项目的资助，研究表明该方法具有良好的依从性，在改善患者营养状况、改善患者生存质量及防治低血压方面获得初步疗效。

中医学认为脾为后天之本、气血生化之源，脾在体合肉，主四肢。人体的运动能力与脾胃的功能密切相关。终末期肾脏病，其病性为本虚标实，本虚为主，以脾肾亏虚最为多见。邱模炎教授认为可以通过补后天以养先天，达到脾肾双补的目的。邱模炎教授团队通过不断的研究，以"调理脾胃，辨证加减"为选穴组方依据，形成辨证施灸方案，为维持性血液透析患者的康复治疗提供新思路，以期填补中医在该研究领域的空白。

该研究的主要方法是采用符合血液净化中心环境的无烟灸，在透析过程中为患者进行治疗，以足三里、三阴交（左右交替选用）为主穴，每穴灸 1~2 壮，以患者有持续温热感、局部皮肤潮红为度，每周治疗 2~3 次。足三里为足阳明胃经之合穴，功能和胃健脾、扶正培元。《通玄指要赋》记载足三里"却五劳之羸瘦"，并治"冷痹肾败"。《外台秘要》说："三里养后天之气，灸三里可使元气不衰。"三阴交属足太阴脾经，为足三阴经之交会穴，功能补脾胃、助运化、调气血、益肝肾。两穴伍用，一脾一胃，一表一里，一纳一运，阴阳相配，相互制约，相互促进，有健脾和胃、益气生血之功效，是虚损诸疾之主方。

常用选穴如下。

主穴：足三里、三阴交。

配穴：脾肾气虚证——太白、太溪；

　　　脾肾阳虚证——关元、养老；

　　　脾肾气阴两虚证——太溪、太白、中封；

　　　阴阳两虚证——上巨虚、下巨虚；

　　　血瘀证——血海、丘墟；

水气证——阴陵泉、梁丘；

湿浊证——丰隆、阴陵泉；

风动证——风市。

二、循经砭术

砭术最早出现在《黄帝内经》，东汉的许慎在《说文解字》中解释砭为"以石刺病也"。砭术是利用具有能量的砭石作用于体表，起到医疗保健功用的一种外治法，有研究认为现代新砭术疗法具有调节气血运行、调节脏腑功能、调节阴阳平衡的作用。

循经砭术操作手法主要是依据中华中医药学会发布的《中医养生保健技术规范——砭术》制定，具体操作如下。

1. 体位

患者取仰卧位，全身放松，双下肢自然伸直。

2. 手法

取患者双下肢足阳明胃经、足太阴脾经，持捶式砭振器循经振动，顺经施砭，力度以患者能够耐受为度，治疗时间为每条经络 5~10 分钟。循经治疗过程中突出重点穴位足三里、三阴交的温、点、振、压，以产生"酸、麻、胀"的得气感为最佳，疏通脾胃经络，改善脾胃功能。从经脉脏腑关系来看，阳明属胃络，脾胃属土，位居中焦，为气血生化之源。阳明经气血充盛、胃腑功能正常，则宗筋得以护养，筋骨强健、肢体有力。

邱模炎教授团队采用前瞻性、随机对照方法，研究循经砭术对维持性血液透析患者运动功能的改善作用，结果显示，循经砭术可改善血液透析患者心肺耐力及肌力，改善患者运动功能。

三、耳穴压丸法

耳穴疗法是一种以中医学理论为依据，通过刺激耳郭上相应的腧穴以调节脏腑气血功能，达到阴阳平衡的治疗方法。中医理论认为耳与经络、脏腑有着密切的联系，十二经脉均上行于耳。《灵枢·口问》记载："耳者，宗脉之所聚也。"《灵枢·邪气脏腑病形》亦有记载："十二经脉，三百六十五络……其别气走于耳而为听。"手、足三阳经均联系耳部，阴经则通过经络合于阳经而与耳郭相通，奇经八脉中阴阳跷脉并入耳后，阳维脉循头入耳。《素问·缪刺论》记载，"邪客于手足少阴太阴足阳明之络，此五络，皆会于耳中"，耳穴是分布在耳上的特定腧穴，既是全身疾病的反应点，也是疾病的治疗点。因此，予耳穴贴压刺激，可以有效作用于全身经络脏腑，发挥疏通气血、调整阴阳的作用，并且具有操作简便、安全、副作用小、耐受性好的优点。

有调查显示维持性血液透析患者中有 50% 以上的患者伴有轻度以上的焦虑状态，中医证候分布以肾虚肝郁证和肝气郁结证最为常见。邱模炎教授团队完成的一项前瞻性、随机对照试验研究表明，采用辨证耳穴压丸法可以改善维持性血液透析患者焦虑状态，减少肾虚肝郁证和肝气郁结证焦虑患者的中医证候积分。具体选穴方案：主穴为神门、交感、内分泌；肝气郁结证者配穴选取肝、三焦穴，肾虚肝郁证者配穴选取肝、肾穴。以王不留行籽贴压在所取耳穴上，对准压痕贴敷好，并用适当的指力在每穴按压 1～2 分钟，使之产生酸、麻、胀、痛、热感，每日自行按压 4～5 次，每穴每次 10～15 秒，睡前 30 分钟按压 1 次。单耳贴压，双侧耳穴交替选用，于每周首次透析和末次透析开始前给予更换，4 周为 1 个疗程。

高血压是血液透析患者常见的并发症之一，与患者生活质量、心脑血管并发症及长期预后密切相关，有效控制血压对改善预后非常关键。邱模炎教授团队另一项研究结果显示，选取心、肝、肾、神门、降压沟 5 个耳穴，将王不留行籽贴压在所取耳穴上，用适当的指力在每穴按压 1～2 分钟，使之产生酸、麻、胀、痛、热感，每日自行按压 4～5 次，每次选贴一侧耳穴，两耳交替贴压，2～3 天更换 1 次耳穴贴，治疗 4 周，对血液透析患者的高血压有明显的改善作用。

四、穴位贴敷疗法

穴位贴敷疗法以中医学整体观念和经络辨证学说为理论指导，是中医特色外治疗法之一。正如清代吴师机在《理瀹骈文》中所说"外治之理，即内治之理，外治之药，亦即内治之药，所异者法耳"，此法发挥经络、腧穴、中药与贴敷的叠加作用，安全性高，水分摄入少，且无创无痛，故较内服汤药及针刺疗法有一定优势。邱模炎教授团队完成的一项研究显示，在西医常规治疗的基础上，选取足三里、三阴交和神阙穴进行贴敷，贴敷中药选用六君子方，可以改善血液透析患者的营养状态。六君子汤由人参、白术、茯苓、甘草、陈皮、半夏几味药物组成，可通过影响胃肠激素水平改善脾虚引起的胃肠功能紊乱，降低机体炎症反应水平，达到促进机体消化吸收的效果，其中陈皮除理气之外，其挥发油能促进药物从皮肤到皮下毛细血管的渗透，增强机体对药物的吸收。足三里属足阳明胃经之合穴、胃府下合穴，为全身强壮补虚之要穴，其穴区血管、淋巴、神经分布十分丰富，刺激足三里有助于促进机体的修复功能。三阴交属足太阴脾经，是足三阴经之交会穴，功能健脾益胃、调节五脏、疏调气血。神阙位于脐中，为"先天之本源"，脐通百脉，内连五脏六腑，可起调节全身的作用，且脐处皮肤较薄，有利于药物有效成分的渗透吸收。三穴合用，以六君子方药贴敷，可以起到健脾益气之效。

中医康复历史源远流长，邱模炎教授认为，充分发挥中医优势，探讨应用中医简、便、廉、验的治疗方法促进血液透析患者躯体功能康复应是慢性肾脏病血液透析的重要研究方向。

邱模炎教授带领的团队多年来在非药物疗法应用于慢性肾

脏病血液透析患者康复治疗这一领域深耕，完成了一系列相关科研课题，现将其题录附于文后，供读者参考。

附：邱模炎教授及其团队关于非药物疗法应用于慢性肾脏病血液透析患者康复治疗的课题目录

（1）灸药结合防治血液透析中低血压（厥脱证）的多中心临床研究（D101100050010073），北京市科学技术委员会首都临床特色应用研究项目，2010.12—2013.06。

（2）调理脾胃灸法改善维持性血透患者营养状况的疗效评价（ZZ070863），中国中医科学院科研基本业务费自主选题项目，2013.09—2015.09。

（3）辨证施灸方案对维持性血液透析患者营养状况与肌肉运动康复的作用（JJ2013－64），北京市中医药管理局，2014.01—2015.12。

（4）耳穴贴压对维持性血液透析患者高血压的改善作用（WJYY2014－YY－045），中国中医科学院望京医院，2014.07—2015.10。

（5）循经砭术改善血液透析患者运动功能与生存质量的临床研究（Z151100004015039），北京市科学技术委员会首都临床特色应用研究项目，2015.05—2018.06。

（6）基于肉碱代谢谱特征的调理脾胃灸法改善血透患者营养不良的效应机制研究（CX201605），中国中医科学院博士研究生创新人才培养基金项目，2016.06—2017.05。

（7）辨证施灸方案改善尿毒症血透患者虚弱综合征的临床研究（Z16110000516119），北京市科学技术委员会首都临床特色应用研究项目，2016.06—2019.06。

（8）基于代谢组学的灸疗改善血透患者蛋白质能量消耗的机制研究（WJYY2016－PY－040），中国中医科学院望京医院，2017.01—2017.12。

（9）灸药结合防治透析中低血压（厥脱证）的京津冀推广应用效果评价研究（JJ2018－92），北京市中医药科技发展基金，2018.07—2020.06。

（10）基于证素辨识和状态可测原理的动静态中医临床评价方法学构建与示范研究——优势病种示范性研究（2023YFC3503003），国家重点研发计划，2023.11—2026.10。

第三章 肾脏病特色方药应用

第一节 经典名方应用

一、应用玉屏风散的经验

玉屏风散最早见于宋代医家张松的《究原方》，录自《医方类聚》卷一百五十。本方在前人方论著作中多归入补益门中，如《景岳全书》卷五十三"古方八阵"之"补阵"，《医方集解》、《成方便读》卷一之"补养之剂"，《成方切用》卷二之"补养门"等。但在以往出版的高等中医药院校教材《方剂学》中，除第 2 版教材将其作为补益剂外，余皆因其主治表虚自汗而将其归入"固涩剂"中。其组方精炼，由防风、黄芪、白术三味药物组成。《古今名医方论》曾释之："防风遍行周身，称治风之仙药……治风独取此味，任重功专矣。然卫气者，所以温分肉而充皮肤，肥腠理而司开阖。惟黄芪能补三焦而实卫，为玄府御风之关键，且无汗能发，有汗能止……是补剂中之风药也。所以防风得黄芪，其功愈大耳。白术健脾胃，温分肉，培土即以宁风也。夫以防风之善驱风，得黄芪以固表，则外有所卫，得白术以固里，则内有所据，风邪去而不复来，当倚如屏，珍如玉也。"

对于慢性肾脏病同时兼有气虚自汗者，邱模炎教授临床治疗时常合入经典名方玉屏风散，他认为慢性肾脏病多虚实夹杂，本证虚，兼有外感、气滞，临床补益时不可壅补，需通补兼施才能取得较好的疗效。玉屏风散方中黄芪为君，归肺、脾二经，有益卫固表、行滞通痹、利水消肿的功效。臣药白术健脾养胃，燥湿利水，培土生金，助黄芪补脾益肺，共调肺脾气机。防风为佐药，可散风邪，有祛风解表、胜湿止痛的功效，黄芪配伍防风，散中寓补、补中兼散，有利于散邪而不伤正气。其组方思路自肺、脾二脏着手，实腠理，固卫表，扶正祛邪。"肺者，相傅之官"，主宣发肃降；"脾胃者，仓廪之官"，主运化，为升降之枢纽。肺气足则卫气充盈且能有效卫外于表，脾胃健运则水谷精微得以运化并濡养全身。此方在补益肺脾的同时，亦兼有调理上中二焦气机的效果，补而不滞，使补益无恋邪之患。应用此三味药的患者临床上往往表现出乏力严重、舌色偏淡、自汗多等。依其气虚程度的不同，黄芪用量12~15 g不等，有时亦可用至20 g。

现代药理研究发现，玉屏风散能激活补体系统参与免疫反应，对抗机体 IgA、IgG 和 IgM 分泌减少，促进体内 IgA 升高，调节体液免疫；能显著升高 T 淋巴细胞亚群 IL-2、IL-2R，而 IL-2 在细胞和体液免疫中均起重要作用。因此推测玉屏风散治疗肾脏病的机制是通过调节细胞和体液免疫直接抑制肾脏自身的免疫炎症反应，修复损伤的肾组织。同时，玉屏风散通过调节自身免疫功能，提高免疫力，预防感染，从而减少慢性肾脏病的复发概率，减缓肾脏进行性损伤的进程。

二、应用滋肾通关丸的经验

滋肾通关丸出自李杲《兰室秘藏》卷下，由黄柏、知母、肉桂三味药组成。原方主治"不渴而小便闭，热在下焦血分"。邱模炎教授常化裁运用滋肾通关丸，其所针对的小便不利病机为热郁下焦以致气化不行，水道不通。有基础理论研究认为，下焦肾在气化这一过程中起相当重要的作用：在病理情况下，肾主水的功能失调，气化失职，开阖失度，会引起水液代谢障碍，引起尿少、水肿等病理现象。李杲在《兰室秘藏》中提到此种病机的治法为："热在下焦，填塞不便，须用感北方寒水之化，气味俱阴之药，以除其热，泄其闭塞，治法当清热滋阴，通关利尿。"方中黄柏清热除湿，知母滋阴，肉桂助阳。其中肉桂此药一可温补命门之火以助下焦气化，二有反佐功效，取"善补阴者，必于阳中求阴"之意。

邱模炎教授认为，此方阴阳并补，清利湿热，可恢复肾的气化功能，气化正常，水肿自消，主要用于肾阴阳两虚兼有湿热交阻于下焦者。邱模炎教授运用此三味药治疗慢性肾脏病下焦气化不行、水液停滞者，患者多见下肢水肿，伴有腰酸腰痛，肢冷乏力，舌根苔黄腻。临床配伍时，肉桂多用 3 g，黄柏多用 6~9 g，知母亦多用 6~9 g，若患者阳虚较重，见舌质淡，尺脉弱，腰酸乏力，肢冷畏寒，多增加肉桂用量到 5 g 以温命门相火。若见舌根苔黄腻厚，舌质偏红，湿热征象相对明显，肉桂用量不宜过大，可增加黄柏用量至10~12 g。

三、应用黄芪赤风汤的经验

黄芪赤风汤出自《医林改错》卷下，原方组成为：黄芪二两（60 g）、赤芍一钱（3 g）、防风一钱（3 g），具有大补元气、活血化瘀之功效，用于治疗气血痹阻所致的腿部瘫痪，或因病导致的虚弱等。王清任称此方"能使周身之气通而不滞，血活而不瘀"，达到"气通血活，何患疾病不除"的效果。方中黄芪具有补益脾肾、益气升阳、行气利水、托毒生肌的作用。《本草思辨录》中认为黄芪入太阳经，而膀胱与肾相表里，因此，黄芪同样具有补益肾气之功。元代王好古又言："黄芪，治气虚盗汗并自汗，即皮表之药，又治肤痛，则表药可知。又治咯血，柔脾胃，是为中州药也。又治伤寒尺脉不至，又补肾脏元气，为里药，是上中下内外三焦之药。"黄芪另有升举阳气的作用，其升举之力可以使下泄的精微回归常道。有研究发现黄芪能减少 IgA 肾病大鼠的尿蛋白。防风辛、甘、微温，归膀胱、肝、脾经，功能祛风解表，胜湿止痛，止痉。李时珍谓："防者御也，其功效疗风最要，故名。"《药类法象》中言防风"治风通用"。防风质松而润，祛风之力较强，为"风药之润剂""治风通用药"。赤芍味苦，微寒，归肝经，功效为凉血、散瘀、止痛。《神农本草经》未分赤芍、白芍，记载芍药"主邪气腹痛，除血痹，破坚积，寒热疝瘕，止痛，利小便"。《本草求真》言："赤芍一则散邪行血，二则能于血中活滞。"《开宝本草》又言："赤芍可利小便，下气。赤芍，活血凉血，散瘀止痛，活血而利水通淋。"

黄芪、防风一补一散，赤芍、防风一敛一散，赤芍、黄芪一温一凉，共达祛邪而不伤正、补气又不恋邪、活血凉血而不致寒凝、扶正而不助热之效。三味合用，外可走肌表、行气血而通调营卫，内可行脏腑而补气活血通经，达到扶正祛邪之效。扶正在于益气助阳、调和营卫，祛邪在于活血行滞、祛风通络。

邱模炎教授临床多将此方应用于慢性肾脏病患者气虚兼有水湿、血热、血瘀者，以赤芍行血，以防风行气，气血均行，共同解除患者瘀滞状态。方中黄芪多用 12 g，若气虚明显者，可加量至 15 g。防风用 6 ~ 9 g，若气机不利，见水肿等表现者，可加至 10 g。赤芍多用 9 ~ 12 g，血瘀表现相对明显，见舌底红、舌下脉络色暗偏长者可加量至 15 g。临床应用此方的患者，除自汗、乏力倦怠等表现外，亦多见舌暗红有瘀斑、舌尖红有芒刺、脉沉细等。

四、应用达原饮的经验

达原饮载于明代医家吴又可所著《温疫论》，由槟榔、厚朴、草果、知母、芍药、黄芩、甘草七味药组成，具有开达膜原、辟秽化浊的功能，是治疗温疫初起邪伏膜原的要方，也是治疗湿邪内伏膜原证（症见憎寒壮热、胸闷呕恶、头痛烦躁、脉弦数、舌苔垢腻等）的要方。吴又可在解释达原饮方义时说："槟榔能消能磨，除伏邪，为疏利之药，又除岭南瘴气；厚朴破戾气所结；草果辛烈气雄，除伏邪盘踞。三味药协力，直达其巢穴，使邪气溃败，速离膜原，是以为达原也。"槟榔、厚朴、草果为君臣，其余药物为佐使。邪气即秽湿浊气，邪气所盘踞之巢穴即膜原。

邱模炎教授化裁使用达原饮，多取知母、草果、黄芩三味药。三药中知母归肺、脾、肾经，可清热泻火，滋阴润燥；草果归脾、胃二经，有燥湿温中的效果，其性辛温燥烈；黄芩主中焦，有清热燥湿、泻火解毒的功效。此三味药中，知母、黄芩之凉可清热并制草果之温，知母之润可抑草果、黄芩之燥，三药合用，共同清化湿热，效力较强。邱模炎教授临床用此三味药主要在于应对慢性肾脏病患者之湿热内蕴，浊毒内生。邱模炎教授认为，慢性肾脏病病程进展到慢性肾衰竭时，患者多有浊毒酿生的表现，此类患者之浊毒非辛温燥烈之品不能清除，故用草果，但亦因其浊毒多由湿热酿生而成，恐草果之辛燥助热伤阴，故配合黄芩、知母。临床上，若慢性肾脏病患者有舌苔黄厚腻油表现，甚至见舌红而苔白厚如积粉，属于湿热遏伏之象，常用达原饮治疗，内科杂病中凡舌苔白厚板腻，属中焦寒湿壅滞者，常可用草果仁芳香化浊。三味药用量比例依照患者湿热倾向之不同而有所偏重，临床上黄芩多用 6～9 g，苔黄厚明显、湿热重者，可加至 12 g，黄柏同理。草果多用 3～6 g，苔黄热重者量少，苔白热轻者量多。知母则多用 9～10 g，湿重者减量使用。总之，湿重于热，舌苔白多黄少者，增加草果用量，减少黄芩、知母用量，防止助湿。苔黄相对明显，且见裂纹者，热象更盛，往往增加黄芩、知母用量，减少草果用量，防止助热伤阴。此外，若患者下焦湿热浊毒较重，表现为舌根部苔黄腻浊厚者，邱模炎教授则创新性地将黄芩易为黄柏。

五、应用三妙丸的经验

三妙丸（苍术、黄柏、牛膝）见于《医学正传》，原方主治湿热下注所致的痹证。方中黄柏苦以燥湿，长于清下焦湿热，湿化则气机通畅。苍术燥湿升阳，阳运则枢机通利。二药相伍，共奏清热燥湿之功。牛膝可补肝肾、强筋骨，并能引药下行，使药力可达下焦。此方三味药配伍共同起到清下焦湿热并兼补益肝肾的效果。邱模炎教授以此方针对慢性肾脏病本证之湿、热、虚，既清下焦湿热，又有补肾之功。若湿重者，苍术用量多于黄柏；若热重者，则黄柏用量高于苍术。此外，若患者湿重于热，舌苔白厚腻明显，亦可配伍加入薏苡仁，增强渗湿效果。若患者腰膝酸软较重，下肢乏力，可增加牛膝用量。邱模炎教授临床应用此方，多用于舌根苔黄腻、舌质偏红且见腰酸痛、尺脉沉弱之下焦湿热、肾气亏虚者。方中苍术多用9 g，牛膝多用12 g，黄柏多用10 g。

根据文献记载的药物和药性分析，苍术、黄柏符合中药配伍的基本准则，切中湿热下注诸证的病因病机，是中国古代众多名医为防治湿热下注常用的配伍药对，临床作用明显。很多研究指出，苍术中含有大量倍半萜类、烯炔类、三萜及甾体类、芳香苷类等有效成分，可保护肝脏、提高免疫、防治癌症、抑制中枢神经系统活性、提高胃肠动力；黄柏中的黄柏酮、小檗碱、槲皮素具有降糖降压、刺激肠壁肌肉蠕动、抗氧化、调节免疫等药理作用。现代药理学研究证实，单用苍术或单用黄柏并没有很强的药效，只有二者同时使用才可发挥最大药效，当黄柏与苍术同煎时，两种药材的某些成分相互作用，使药效更加明显。牛膝能抑制肾脏转化生长因子-β_1表达，减轻肾组织的纤维化。三妙丸治疗慢性尿酸性肾病，不仅能明显降低血尿酸，而且能减轻蛋白尿、血尿，降低尿 β_2-MG、尿NAG 酶，改善肾功能。推测这可能是通过改善肾小球的滤过率，减轻肾小管间质的炎症反应引起的肾小管损害，改善肾脏循环来实现的，可延缓肾功能衰竭进展，但其确切机制尚待进一步研究。

六、应用葛根芩连汤的经验

葛根芩连汤出自《伤寒论》:"太阳病,桂枝证,医反下之,利遂不止,脉促者,表未解也,喘而汗出者,葛根黄连黄芩汤主之。"湿热盛,则大便臭秽,黏滞不爽。治当外解肌表之邪,内清胃肠之热。方中葛根甘辛而凉,入脾、胃经,既能解肌发表以散热,又可升发脾胃清阳之气,使表解里和,即从里以达于表,从下以腾于上。臣以黄芩、黄连之苦而清热燥湿,另苦以坚之,坚毛窍而止汗,坚肠胃以止泻。辅以甘草之甘,辅中土而调脉道,从而湿热泄利可止,大便调畅。同时黄芩、黄连为清肺胃实热的对药,能解血中糖毒,其中黄连清热燥湿,泻火解毒,早在金元时期即被刘河间誉为治消渴病的圣药;黄芩能清肺胃实热,兼顾肺肾。黄连用量过多易苦寒伤中,葛根与黄连相配可以制约黄连之燥性。邱模炎教授结合临床实际,将葛根芩连汤应用于糖尿病肾病湿热蕴脾证的中医治疗,效果显著,不仅可有效控制糖尿病肾病患者的血糖指标,还可降低 24 小时尿蛋白,延缓糖尿病肾病的进展。

现代医学研究证实,血管内皮生长因子(vascular endothelial growth factor,VEGF)受体的介导物质是蛋白激酶 C,在正常生理作用下可受到多种细胞因子影响。在高血糖状态下,蛋白激酶 C 信号传导通路被激活,诱导转化生长因子 β1 表达,使内皮细胞凋亡，加速肾组织损伤，同时也导致 VEGF 表达上调，刺激肾组织毛细血管增殖、迁移，改变肾内血流动力学，使血管通透性提高，是糖尿病肾病病理改变的重要机制之一。有研究显示，葛根芩连汤可下调外周血中 VEGF 表达，调控内皮细胞增殖等功能，促进肾功能恢复，延缓肾损伤进程。在改善糖尿病血糖的同时，还能减少蛋白尿的排泄。

第二节　治疗慢性肾脏病的常用角药和对药

一、慢性肾脏病见"湿热"

慢性肾脏病病因——湿、热、水、瘀、虚、毒六端之中，湿热二端关联较为紧密，临床上许多慢性肾脏病患者可见湿热合而为患，此时，湿邪、热邪二者往往相互交缠，如油入面，呈现出"阴阳合邪"的特点。治疗难点在于"徒清热则湿不退，徒祛湿则热愈炽"，当湿热并治，方能收效。邱模炎教授在临床选用角药时，亦遵照此原则，将祛湿与清热二法合一，据湿热多少、病变部位不同而加减。有鉴于此，特将湿热二端合并于一处讨论。

1. 苍术、黄柏、牛膝

若患者下焦湿热明显，且热重于湿，临床见根苔黄厚腻，舌质偏红且见腰酸痛者，邱模炎教授多选用角药苍术、黄柏、牛膝。此组角药即《医学正传》中的三妙丸。本方的雏形最早见于《世医得效方》，名苍术散（包括苍术、黄柏两药），丹溪更其名为二妙散。《医学正传》加牛膝后将之命名为三妙丸。

2. 地榆、槐花、丹参

当患者湿热日久，血分受伤，多见舌红有芒刺，甚者舌绛，舌底可见红丝，呈现出"湿热伤血"特点时，因病在下焦，邱模炎教授往往化裁加用地榆槐角散。具体而言，多用角药地榆、槐花、丹参。此三味药均为凉血药物，依《本草纲目·草部》所载，地榆可"除下焦热，治大小便血证"，槐花色黄、气凉，亦可凉血，丹参味苦微寒，"能破宿血，补新血"。由此可见三者均为凉血活血药物。当患者血热表现明显时，可合用三者以增强清热之力。

二、慢性肾脏病见"水"

1. 茯苓、猪苓

慢性肾脏病患者，或因肺失通调，或因脾失转输，或因肾失开阖，三焦气化不利，有时可见水液内停的表现。此时患者往往出现下肢水肿、眼睑水肿等症状，严重者甚至可见全身水肿。面对此类临床表现，邱模炎教授十分重视舌诊脉诊，患者水肿并见湿热阴伤表现，即水肿的同时兼见口渴、舌红、苔剥脱等，多用对药：茯苓、猪苓。此对药化裁自《伤寒论》猪苓汤，《本草纲目·木部》记载茯苓气味淡而渗，其性上行，生津液，开腠理，滋水源而下降，利小便；猪苓淡渗，气升而又能降，故能开腠理，利小便。二药合用，可在减轻患者水肿的同时兼顾生津液，以防利水而致进一步伤阴。若患者水肿表现为睑肿、面肿明显等特征，往往易茯苓为茯苓皮，以契合患者症状。

三、慢性肾脏病见"瘀"

邱模炎教授认为慢性肾脏病患者湿热留着于内，黏滞不去，导致气化不利，升降失和，日久则会导致瘀阻肾络，血行不畅，从而形成瘀血。此时，患者在内有瘀血的同时往往伴有气滞、湿热、血热、虚损等其他病机。

1. 黄芪、赤芍、防风

若患者瘀血为患的同时存在气虚、气郁表现，邱模炎教授多于方中使用黄芪、赤芍、防风。此组角药，为经典名方黄芪赤风汤，出自王清任《医林改错》，书中记载"此方治诸病皆效者，能使周身之气通而不滞，血活而不瘀"，达到"气通血活，何患疾病不除"的效果。原方用以治疗瘫腿、诸疮，或因病虚弱者。方中赤芍苦能泄散，有凉血清热祛瘀的功效；防风则自肺论治，有祛风、解表、胜湿之效，可开郁气，宣发上焦气机。二者配合黄芪，在补气理气的同时亦能凉血活血化瘀。邱模炎教授临床多将此组角药应用于慢性肾脏病患者气虚兼有水湿、血热、血瘀者，以赤芍凉血行血，以防风行气，气血均行，共同解除患者瘀滞状态。方中黄芪多用 12 g，若气虚明显者，可加量至 15 g。防风用 6～9 g，若气机不利表现相对明显者，可加至 10 g。赤芍多用 9～12 g，血热、血瘀表现相对明显，见舌底红、脉络色暗偏长者，可加量至 15 g。应用此组角药的患者，除气虚可见的自汗、乏力、倦怠等表现外，亦多见舌暗红有瘀斑、舌尖红有芒刺、脉沉细而弦等。

2. 大黄、土鳖虫、赤芍

若患者血瘀较为严重，且伴见血热，见口唇色暗，舌紫暗、边尖红赤或舌底见血丝、脉络迂曲，脉沉涩等特点，往往需用虫类药物破血逐瘀，并配以凉血药物化散瘀血。此时邱模炎教授往往加入角药大黄、土鳖虫、赤芍。此组角药化裁自经典名方大黄䗪虫丸。方中大黄性味苦寒，有破积导滞、泻火凉血、行瘀通经之效；土鳖虫性味咸寒，有逐瘀破积功效，《神农本草经》记载其可治疗"血积癥瘕"，有"破坚、下血痹"之能；赤芍则在散瘀的同时兼有凉血之能。三药共用，可祛患者瘀血，达到凉血散血效果，以除慢性肾脏病患者的血热血瘀之证。邱模炎教授遣方时，常依照患者不同情况选用不同炮制方法的大黄。血分热象明显，大便相对不干者，多炒炭以入血分。若大便干结严重，热象明显者，可用生大黄。虫类药破血化瘀效果较强，邱模炎教授认为其用量宜轻，防止出现动血损伤太过，造成或加重出血，临床上土鳖虫多使用 5~6 g。

四、慢性肾脏病见"虚"

1. 黄柏、知母、肉桂

慢性肾脏病患者，除湿热、瘀血等邪实见证外，或因患病日久，脏腑受损，或因素体本虚，先天不足，或因失治误治，可有虚损表现，呈现出虚实夹杂的特点。若患者兼有下焦虚损，辨证为肾阴阳两虚兼有湿热交阻于下焦者，患者可见下肢水肿，多伴有腰酸腰痛，肢冷乏力，舌有裂纹，舌根苔黄腻或花剥，多用角药黄柏、知母、肉桂。

此三味药化裁自滋肾通关丸，出自李杲《兰室秘藏》，主治热在下焦，不渴而小便闭者。应用此组角药时，其所针对的小便不利病机为热郁下焦以致气化不行，水道不通。邱模炎教授认为，此三药阴阳并补，清利湿热，可恢复肾气化的功能，气化正常，水肿自消。

五、慢性肾脏病见"浊毒"

1. 萆薢、土茯苓、黄柏

浊毒，亦有称为"溺毒"者，多由慢性肾脏病患者病程日久而产生。患者体内湿热之邪胶结不去，血热瘀血长期不化，诸般因素共同作用，终致肾脏受损，湿热瘀血久蕴成毒，肾功能进一步下降。若患者浊毒内蕴的同时亦见小便黄赤，或伴有小便赤涩浑浊者，为浊毒内蕴并伴有湿热下注，针对此，邱模炎教授多选用角药萆薢、土茯苓、黄柏。

此三味药化裁自经典名方程氏萆薢分清饮，易茯苓为土茯苓。《本草纲目·草部》记载萆薢可治"肾间有膀胱宿水"。《神农本草经》记载土茯苓能祛风湿，利关节，亦有健脾胃、强筋骨之效，且现代研究显示土茯苓提取物土茯苓总黄酮可以减轻肾间质纤维化程度。黄柏，《神农本草经》认为其性味苦寒，主治五脏肠胃中结气热，《本草纲目》则认为其可泻膀胱之热，利下窍，用于此组角药中，可在助萆薢、土茯苓利湿祛浊的同时清下焦湿热。三药同用，共同分清降浊，令湿浊毒邪自小便去。

六、慢性肾脏病兼"外感"

慢性肾脏病患者易外感，且常因外感而加重病情。邱模炎教授往往依据风寒、风热、暑湿等不同病因选用不同角药。

1. 金银花、连翘、白茅根

若患者外感风热，临床见咳嗽咳痰，头痛不适，且查体见咽部充血表现者，邱模炎教授多用金银花、连翘、白茅根。此组角药化裁自银翘散。金银花、连翘二味为银翘散原方之君药，以其辛凉之性透邪清热。白茅根则为凉血、清热、生津药物。慢性肾脏病患者外感风热，可能加重其体内本有之邪热，故合入此药，在生津护液的同时清除血热，对有血尿者尤宜。

若患者咽喉不适明显,存在咽痒、咽痛表现,则可合入蝉蜕、牛蒡子以增强利咽效果。

2. 淡豆豉、葛根、升麻

若外感风寒,表现头身疼痛、恶寒发热明显、咽部不适不显著、脉浮且紧等,邱模炎教授多选用角药淡豆豉、葛根、升麻。此组角药仿经典名方《外台秘要》葱豉汤而创,可辛温解表,其宣散解表之力强。若服用后患者风寒束表仍不缓解,可加入少量麻黄以增强解表效果。麻黄多用6g,因其发汗恐伤患者阴液,故用量常常较小。

3. 香薷、白扁豆、厚朴

若患者外感暑湿,表现出头目昏沉、头重如裹、苔白腻或白黄腻等,用角药香薷、白扁豆、厚朴。此组角药化裁自经典名方香薷饮,解表的同时又有祛暑、化湿、和中之效。若患者暑热相对明显,同时出现发热、口渴、苔黄腻等表现者,可于方中再加入金银花、连翘,而成新加香薷饮之意。

七、慢性肾脏病兼"气郁"

1. 香附、陈皮、紫苏叶

慢性肾脏病患者,或因久病情志不遂,或因性格急躁,常见肝气郁结,甚则出现肝木克土,影响中焦枢机的运化功能。此类患者往往可见胁下胀痛、急躁忧愁、纳食不馨等表现。邱模炎教授往往于方中合入角药香附、陈皮、紫苏叶。

此组角药化裁自经典名方香苏散，方中陈皮、香附均可起到理气和中功效，在解除气郁的同时运化中焦脾胃，使气机条达。而紫苏叶则以其辛温之力解表开郁，防止患者气郁在里而生热。

八、慢性肾脏病兼"呕吐"

慢性肾脏病的基本病机为"正虚邪实"，但更确切、更符合临床实际描述的应该是"正虚而邪愈盛"。本病病位主要在肾，但因病程迁延，久病及他，因此肺、脾（胃）等脏腑也有不同程度的损伤。肾主水液代谢，肾虚气化不利则水湿停聚下焦，浊邪不能被排出体外，日久上犯脾胃，此为水侮土，故而呕吐清水痰涎，甚至饮水即吐。脾胃为全身气机升降之枢纽，脾胃亏虚则运化无力，中焦气机阻滞，湿浊邪毒壅滞，反之湿浊又能困阻脾胃，恶性循环，故水湿上泛发为呕吐。脾土受困影响肝之疏泄，形成土壅木郁之态，木郁化火，木火刑金，则肺气肃降失常，然肺与大肠相表里，肺气不降则大便不通，浊邪糟粕郁阻，加之肝肾阴虚，虚火上炎，灼伤胃阴，胃热移于肺，故而肺胃不和，种种病因均可导致恶心呕吐。《伤寒论》认为"邪气隔拒三焦"。湿浊壅滞气机，气逆乘肺致肺胃不和，胃失和降而致吐逆，故而出现关格的症状。

1. 黄连、紫苏叶（梗）

此组对药出自苏叶黄连汤。苏叶黄连汤原名薛氏止呕方，始见于薛雪《湿热病篇》，被王孟英辑入《温热经纬》。薛氏于本方自注中阐述道："肺胃不和，最易致呕。"经过多年临床摸索，邱模炎教授在关格的治疗中，通过调畅气机、补气补阴、分清泌浊、清化湿热，从而标本兼治，不仅止呕，和畅肺胃，还能使气复纳于肾，脾胃阴液得以补充，治疗急性呕吐。"胃热移肺，肺不受邪，还归于胃。必用川连以清湿热，苏叶以通肺胃，投之立愈者，以肺胃之气非苏叶不能通也。分数轻者，以轻剂恰治上焦之病耳。"紫苏叶味辛，性温，归肺、脾经。《神农本草经》曰："气味辛微温无毒，主下气，杀谷，除饮食，辟口臭，去邪毒，辟恶气。"该药辛温能散，气薄能通，上走入肺，中走脾胃，外透于肌表，一药三功，辛、温、行、散并用。肺主气，司清肃，对调整气化枢机起重要作用。邱模炎教授认为，若肺失清肃，则一身之气皆滞，故治气当先治肺，在治疗慢性肾衰竭呕吐时，从肺治胃，旨在调整气机，使升降恒常，胃气自和。黄连性寒、味苦，归心、肝、胃、大肠经。《神农本草经百种录》曰："凡药能去湿者必增热，能除热者必不能去湿，惟黄连能以苦燥湿，以寒除热，一举两得。"《素问·至真要大论》载"诸呕吐酸，皆属于热""诸逆冲上，皆属于火"，故治疗呕吐必先消胃热，清三焦，黄连善泻中焦之火，且味苦能燥湿坚阴，为治疗呕吐之要药。邱模炎教授认为，中焦脾胃是全身气机升降的核心，脾胃升降正常，出入有序，才能维持"清阳出上窍，浊阴出下窍，清阳发腠理，浊阴走五脏，清阳实四肢，浊阴归六腑"的正常生理活动。近代温病大家赵绍琴先生说："每治郁热化火时，用黄连以苦降其热，苏叶梗以和胃定呕，效果显著。"此二味合用，药简力专，一温一寒，一宣一降，体现了辛开苦降、寒温共投、宣降并施的组方特点。邱模炎教授治疗慢性肾衰竭呕吐之时，常用苏叶（梗）以调畅气机，正如薛雪所云："肺胃之气，非苏叶不能通也。"

2. 半夏、枳壳、竹茹

此组角药出自古代名方温胆汤，主治胆胃不和、痰热内扰证。症见呕恶眩悸，癫痫或心烦不寐，胆怯易惊，夜多异梦。邱模炎教授常用来治疗恶心、失眠、眩晕及神志异常等。其中半夏化痰降逆，枳壳下气和胃，竹茹除烦止呕。呕吐日久则肺胃阴伤，胃阴耗竭，可用沙参、麦冬、石斛、玉竹、玄参等，宣肺益胃，补阴生津，以复正气。肺气不降则腑气不通，临床上慢性肾衰竭呕吐患者多伴有二便不调，故邱模炎教授常用大黄与车前子，分清泌浊，恢复五脏六腑正常的生理功能，其中若患者年老体弱，胃气虚衰，湿浊较轻，常用酒大黄，取其通经活血、推陈致新之效，缓慢荡涤浊邪又不至攻伐正气；若患者年轻力壮，正气充足，湿浊较重，则用生大黄，取其通腑泄浊之力，再加黄连清化肺胃之热。此即为邱模炎教授治疗慢性肾衰竭呕吐的"调补分化"思路。半夏、枳壳、竹茹，取温胆汤之精髓，化痰和胃、止呕除烦之功兼备。

第三节　肾脏病经验方应用

一、柴胡剂治疗尿路感染

在众多调理肝胆的方剂中，邱模炎教授重点启用小柴胡汤，取其和解少阳、疏利肝胆、开郁运枢、理血散结之意，使脏腑调畅，三焦水道通利，膀胱气化恢复。

（一）柴胡剂治疗尿路感染的作用机制认识

1. 和解少阳，调畅三焦

《素问·热论》："伤寒一日，巨阳受之，……三日少阳受之。"尿路感染可见恶寒发热、头身疼痛等表证，亦可见病邪随经传入少阳之症，如口苦咽干、目眩、往来寒热、胸胁苦满、苔白或薄黄、脉弦，邪居半表半里，汗下均不可除，唯以小柴胡汤和解之。三焦与胆俱属少阳，三焦为全身津液气机之通道，若病居于此，三焦不畅则水液不行，气机不通，亦可影响膀胱气化。小柴胡汤和解少阳，调畅三焦，使少阳和调，三焦通利，水道通畅，气化可行，则小便自利。

2. 疏利肝胆

小柴胡汤为少阳病之代表方剂，具有和解少阳、疏利肝胆之功效，这一作用为历代医家所公认。"百病皆生于气"，临床中尿路感染的患者多有因情志因素而诱发或使症状加重者，盖因情志不遂，肝胆郁滞，气机不畅，膀胱气化功能受限而诸证加剧。气郁日久多可化火，火郁于肝胆，使肝胆气机郁滞更加严重，临床亦可见口苦、咽干、胁痛等表现。邱模炎教授运用小柴胡汤既能疏肝胆之气，使之条达而不郁，又能和解少阳，清透少阳之火。如是则肝胆调畅，气机运行无碍，膀胱气化可复。

3. 运转少阳枢机

小柴胡汤具有开郁调气、运转少阳枢机之功效，可使五脏安和，六腑通畅，气血和调，维持脏腑气化功能正常，因而治疗多种因郁而致的病证皆有良效。少阳枢机在脏腑气机运行中有重要作用，若外邪侵扰或情志所伤，少阳枢机不利，则脏腑气机运行失调，气化不利，气机逆乱，可表现为肝胆郁结，横逆脾胃，上冲心肺，下及肾和膀胱，使三焦水道不利、元气不行等。历代医家在治疗脏腑功能失调效果不佳之时，多有运用小柴胡汤开郁运枢而获效的范例。如《伤寒论》第 230 条："上焦得通，津液得下。"仲景本论肝胆气滞而致胃肠腑气不通之便秘，运用小柴胡汤运转少阳之枢而达到通便之目的。北京中医药大学刘渡舟教授据此条文，运用小柴胡汤治疗小便不利之水肿。可见，小柴胡汤能够开郁运枢，使气机调畅，则脏腑气化自然恢复，各种功能失常表现自然消除。尿路感染以膀胱气化不利为关键，邱模炎教授运用小柴胡汤开郁运枢，以恢复膀胱气化，一方面可协助消除致病因素，另一方面可使疾病过程中受损的膀胱气化功能尽快恢复，在临床中极大地缩短了病程。

4. 理血散结

《伤寒论》第 144 条："此为热入血室，其血必结……小柴胡汤主之。"讨论了热入血室证，该证系行经之时感受外邪，热邪内陷血室与血相结。血热互结，仲景用小柴胡汤透血室之热，理血以散结。邱模炎教授指出，小柴胡汤治疗热入血室，实乃因其能和解枢机，使枢机得利，血室之热可随之而散。唐容川在《血证论》中提到："凡外邪干血分者，小柴胡汤皆能疏理而和解之。"尿路感染中往往出现血尿，从中医角度讲，其多数因膀胱湿热或肾虚火旺灼伤血络，小柴胡汤能使血分之热得以清透而血不妄行，理血的同时又使凉血之品不留瘀滞，可谓一举两得。

（二）师古不泥古，创立柴胡系列方剂

邱模炎教授在多年临床实践中，以膀胱气化功能为中心，从脏腑关系入手，深入探讨不同脏腑在尿路感染发病过程中的作用。提出治疗不可一味利水通淋，当以辨证知源为先，化气通淋为本。临床中见到尿路感染患者，先要辨明发病之源在哪一脏腑，而后给予治疗。治疗中除了治疗发病之源，更要重视恢复膀胱气化功能，前者是治疗手段，后者是治疗目的。邱模炎教授依法创立柴胡系列方剂，其应用如下。

1. 柴胡三妙汤和柴胡八正散

若下阴不洁，秽浊之邪侵入膀胱，酿成湿热；或嗜食肥甘，饮酒太过，化生湿热，下注膀胱，湿热相互搏结，蕴结膀胱，阻碍气化，则可引发尿路感染。其临床表现与热淋相似，症以小便灼热刺痛为主，多伴有尿色黄赤，少腹拘急胀痛，或有恶寒发热、口苦、呕恶，或腰痛，舌红，苔黄腻，脉濡或濡数。尿常规检查可见白细胞，部分患者可有少量尿蛋白。温病学家将湿热诸证治法归纳为"宜上、畅中、渗下"三法。本病系下焦湿热，故治疗当以"清热利湿，化气通淋"为法。若湿热证候较轻者，可选用柴胡三妙汤加减；若证候较重，尿路刺痛症状明显者，可选用柴胡八正散加减。

柴胡三妙汤系小柴胡汤与三妙丸合方去人参、生姜、大枣而成。方中柴胡、黄芩、半夏三药同用以运转少阳枢机，恢复气机升降出入，以助恢复膀胱气化。黄柏苦寒，清热燥湿；苍术辛温苦燥，燥湿健脾，二药合用除湿而不助热，清热而不助湿；牛膝活血利水，又可引热下行，使湿热从小便排出。诸药合用，共奏清热利湿、化气通淋之效。

柴胡八正散系小柴胡汤与八正散合方，去人参、生姜、大枣而成。萹蓄、瞿麦、车前子清热利水通淋；滑石滑利窍道；通草上清心火，下利湿热；栀子清泄三焦，通利水道；大黄荡涤邪热并能利水。

柴胡三妙汤以燥湿为主，利水之力较柴胡八正散弱。柴胡八正散中利水通淋药较多，其利小便、祛湿邪之力优于柴胡三妙汤，临床中对于湿热蕴结较重者，往往以柴胡三妙汤和柴胡八正散合方化裁使用。

2. 柴胡导赤散

小肠与膀胱同属太阳，经络相互交接。若心火下移小肠，则泌别失司，进而移热膀胱，致使膀胱气化不利，发为本病。《丹溪心法·淋》："大凡小肠有气则小便胀，小肠有血则小便涩，小肠有热则小便痛。"小肠有气是指火热蕴结，气化不利，小肠有血指火热灼伤血络。该证以小便灼痛与心火亢盛并见为辨证要点，心火亢盛可见心烦、不寐、舌尖红起刺等。由此可知膀胱之气化不利乃由心火下移所致。若不识病所从来，一味清热利湿反不能效。故治疗当清泄心经之热，化气以利小便，方用柴胡导赤散加减。此方系小柴胡汤与导赤散合方去人参、生姜、大枣而成。邪由心火下移小肠而起，故用导赤散导邪从小便而出。方中小柴胡汤运少阳枢机，一助膀胱气化，二助心肾交通，使心火得以制约；生地凉血滋肾以制心火；木通上清心火，下导小肠之热；竹叶清心利水。诸药合用可滋肾阴，泄心火，使心肾交通，膀胱气化得以恢复，则病可除。

3. 柴胡小蓟饮

若湿热下注膀胱，热盛伤络，迫血妄行，症见小便红赤，或夹紫暗血块，溲频短急，灼痛涩滞，多兼有心烦、舌尖红、苔薄黄、脉数或弦数。尿常规检查可见红细胞。治疗当以凉血止血、化气通淋为法，方用柴胡小蓟饮。对于血热妄行之出血证，一般以凉血止血为主要治法。邱模炎教授在临床治疗本证时尤其重视以下几点。①凉血药多苦寒或咸寒，有留瘀之弊，尤当注意"止血而不留瘀"的问题。②寒凉之品最易耗伤脾胃阳气，在临床运用时当固护脾胃阳气。③考虑到热邪耗伤阴血及出血造成的阴血不足问题，应适当运用养血之品。柴胡小蓟饮系小柴胡汤与小蓟饮子合方，去人参、生姜、大枣而成。适用于湿热淋证以热为主，热伤血络者，尤以血淋为宜。方中以小蓟、生地、蒲黄、藕节凉血止血；滑石、木通、竹叶清热利水通淋；栀子泄三焦之火，导热从下而出；当归养血和血，引血归经，并防诸药寒凉滞血；小柴胡汤一方面运少阳之枢以助气化，另一方面清透血分之热，理血散结，止血而不留瘀。

4. 柴胡地黄汤

若久病伤肾，肾阴不足，虚火内扰或灼伤血络，影响膀胱气化，可导致尿路感染。《诸病源候论·诸淋病候》："诸淋者，由肾虚而膀胱热故也。"又说："肾虚则小便数，膀胱热则水下涩。数而且涩，则淋沥不宣。故谓之淋。"临床可见小便疼痛涩滞不甚明显，伴有腰膝酸软、神疲乏力等，小便色黄或淡红，舌质淡红，苔薄白或少苔，脉细数。治疗当以滋阴降火、化气通淋为法，方用柴胡地黄汤。此方系小柴胡汤与知柏地黄丸合方去人参、生姜、大枣而成。适用于淋证日久，热邪伤阴，虚实夹杂者。病由肾虚而致膀胱气化不利，方中知母、黄柏清下焦虚火而坚肾阴，六味丸三补三泻，补肾之不足，小柴胡汤运枢化气。合用则滋阴而不助邪，祛邪而不伤阴。邱模炎教授在长期临床观察中发现，许多肾阴不足的患者多兼有膀胱湿热蕴结，形成虚实夹杂的复杂证候。此类患者若过用清利温燥之品则肾阴更伤，若一味滋阴补肾则助湿热。对此可以用柴胡地黄汤少佐利水通淋之品，这样既可清利湿热，又使补阴药补而不滞。此外，对阴虚有热伴见血尿者可用此方少佐凉血之品，气虚者加入益气之品。

5. 柴胡通关汤

有患者年老体衰或素体肾阳虚衰，复感外邪而发病。临证每见小便淋沥涩滞，余沥不尽，兼见形寒肢冷，腰膝酸软，畏风喜暖，头晕目眩，平素小便清长，夜尿增多，舌多淡胖，苔白质润，脉沉弱，尺部多不可及。此类患者感邪，往往表现为本虚标实，此不可一味清利，若损伤肾阳，不能行气化之职，反使病程迁延难愈。法当补火助阳，化气通淋，方用柴胡通关汤。本方系小柴胡汤与滋肾通关丸合方去人参、生姜、大枣而成。滋肾通关丸系李东垣所创，方中用肉桂补命门之火，并能引火归元，知母、黄柏降虚火，质润兼可滋阴，取阴中求阳之意，小柴胡汤运转少阳枢机，调畅气机，引浮越之虚阳归循常道。全方温而不燥，补而不滞。临床若外邪较甚者可酌情加入清利之品，以标本兼顾。

6. 柴胡石韦散

临床中部分尿路结石患者，往往合并尿路感染，采用本方既可治疗尿路感染，又可排石。中医认为湿热下注膀胱，煎熬尿液，每多结为砂石。致使尿中带有砂石，小便艰涩，或排尿中断，少腹拘急，或腰腹绞痛难忍，尿中带血，舌红，苔薄黄，脉弦或弦数。法当利湿排石，化气通淋。方用柴胡石韦散加金钱草、海金沙。本方系小柴胡汤与石韦散合方去人参、生姜、大枣而成。石韦散清热利湿，通淋排石；小柴胡汤运枢以复气机升降，可促进排石。若湿热较重，小便频急、疼痛明显者，可合用三妙丸；若疼痛较甚者可加延胡索、青皮、陈皮以行气止痛；若砂石较多可加鸡内金、郁金。对于尿路结石合并尿路感染者，此方疗效甚佳。

二、调补分化基础方治疗慢性肾脏病

邱模炎教授在总结赵绍琴先生从"湿热伤血"论治慢性肾脏病的基础上，结合自身临证经验，提出"调补分化"治法，从调畅气机、补益虚损（通补兼施）、分消湿热、化瘀活血四个方面延缓慢性肾衰竭患者的肾衰退速度，降低血肌酐水平，提高肾小球滤过率，改善患者预后。

1. 调畅气机，善用风药

气机的升降出入使津液精微布散至全身，代谢废物排出体外。若气机不畅，湿、热、瘀壅滞体内，则血肌酐等浊毒难代谢以致升高。肺主气，为"水之上源"，肺气运行，通调水道，宣其清者布散全身，降其浊者下归于肾与膀胱。若肺气郁滞，水液不归正化，久而化湿生热。故邱模炎教授临证尤重视疏调全身气机，尤以肺气为主。如赵绍琴先生所言："祛除湿热，首当治湿，治湿必先化气，化气必当宣肺。"以及吴鞠通所说："盖肺主一身之气，气化则湿亦化。"因风药多入肺经，邱模炎教授临证善用风药以调畅气机、疏风胜湿、开郁泄热，常用荆芥炭、防风、独活、白芷等。荆芥芳香而散，轻宣祛风，炒炭则发散郁热，防风辛甘微温，祛风解表胜湿，二药相伍，则疏散风邪之功更捷。肺气宣则营卫调和，一身气机通达，三焦畅，郁结开，津液布，湿得化，热乃清。此法主要通过开郁宣肺以调全身之气机，使气化湿亦化，湿去热孤矣。注意用药不可寒凉滋腻，寒凉使气机闭塞，郁不开则热不能清，易使邪气内逼深入。

2. 通补兼施，重视脾胃

慢性肾脏病患者病程往往较长，这些患者在临床上很难表现出单纯的实证或虚证，多体现为虚实夹杂而有不同证候，其本在湿热，若湿热不去则正气难复，但补益过多又恐助湿生热，故邱模炎教授强调以通补为宜。

邱模炎教授在使用补虚药物时，会针对患者本虚偏重之不同、虚损脏腑部位的不同选用不同药物，避免选取过于助热、助湿之品，加重患者实邪壅滞，且注意配伍其他药物进行制衡，治疗上还重视后天之本，通过恢复脾胃运化功能，以达到通补兼施的效果。邱模炎教授临证善用生黄芪、山药、山茱萸等性味平和之品补益脾肾、益气养阴。正虚不甚明显时，宜用焦三仙（焦山楂、焦麦芽、焦神曲），既可健脾消食和中，又可杜生湿之源，兼可行瘀，通补兼施，以调理中焦脾胃为主。若脾肾气虚为著，则常用生黄芪补气健脾、扶正祛邪。若脾虚的同时合并湿阻，则用黄芪配伍苍术、厚朴、白术、陈皮、砂仁、白蔻仁等燥湿健脾；若湿邪阻滞严重，舌苔既白且厚，久而不退，可配伍草果，同时加用知母、黄柏，防草果温燥之性助热伤阴；补气的同时，还注意协助脾胃恢复运化功能，常配以行气利水之品，以杜生湿之源。若气阴两虚，则选用黄芪及"平补阴阳之要药"——山茱萸。若阳虚明显，常用滋肾通关丸温阳清化。若阴血亏虚，可选生地黄、麦冬、北沙参、知母、玄参、当归等。

3. 分消湿热，当辨轻重

邱模炎教授认为慢性肾脏病常因湿、热二邪互相胶结，缠绵难愈，湿热之邪贯穿疾病始终，此时，治以分消湿热、分清泄浊，往往收效更佳。通过配伍辛宣芳化、辛开苦降、淡渗利湿类药物使湿热之邪由三焦分道而消，令湿热相孤、湿去则热散，邪去则正安，此即为叶天士"分消走泄"之意。邱模炎教授临证注重察舌验脉，根据湿热的病位及轻重，灵活用药。湿热在上焦，以宣化肺气、调畅气机为主，选取辛散宣发之品，如荆芥、防风、苏叶（梗）、白芷等，热盛者可配以黄芩清热燥湿泻火。湿热壅塞中焦时，多取温胆汤类方，理气行滞、燥湿化痰，清解郁热并消瘀滞的同时又可疏利少阳气机；湿浊热重者，可加黄连、草果、知母、砂仁，草果为辛香燥烈之品，其用量宜轻。水湿为阴邪，肾为阴脏，湿热合邪每易留恋于下焦，临证多选用二妙丸、三妙丸加减以清热化湿，同时辅以土茯苓、萆薢、车前草以分清泄浊、利小便，使湿热之邪渗下从膀胱而去。湿浊可聚为痰饮，积而成水，若水肿较甚，投五皮饮、五苓散等行气利湿以消肿，还可配以少许温阳之品，化气以行水，切不可妄用峻下逐水之剂，利水伤阴、攻伐正气。

4. 化瘀活血

湿热留着于内，黏滞不去，导致气化不利，升降失和，日久则瘀阻肾络，血行不畅，形成瘀血。络脉瘀阻，日久蕴郁成浊毒，血中蕴毒不得排泄，则肌酐升高。此时治宜化湿、化热、化瘀、化毒以化清病理产物，尤强调凉血化瘀。邱模炎教授多选生地榆、积雪草、茜草、赤芍、炒槐花以凉血活血化瘀。血分郁热明显，肾络损伤者，加小蓟、侧柏炭、白茅根以凉血止血；舌质红绛，舌下脉络迂曲明显者，加丹参、赤芍、茜草活血化瘀，同时发散血中郁热；瘀热明显、舌苔黄腻浊者，予少量大黄炭以清泻降浊、凉血活血。若见血瘀较重，舌质紫暗伴瘀斑瘀点，脉沉涩者，亦可加入土鳖虫，以祛瘀、开结、消癥、通肾络。

三、其他

邱模炎教授多从"脾瘅"论治糖尿病与糖尿病肾病，依据叶天士所言"初病湿热在经，久病瘀热入络"，创立了经验方，临床多有良效。口渴症状在血液透析患者中普遍存在，邱模炎教授发挥中医辨证施治的特色，从"标本兼顾"立法，针对口渴最为常见的气阴两虚合并湿浊血瘀证，取经典名方生脉散化裁，创立经验方用于改善维持性血液透析患者口渴症状，疗效明显。因这两个经验方正处于专利申报过程中，出于产权保护原因，本书中不再赘述。

第四章　临证医案实录

医案 1　劳淋（复杂性尿路感染）

胡某，女，70 岁。

初诊： 2024 年 5 月 21 日。

病史： 2 年前患者劳累后出现尿频、尿痛，于外院就诊后被诊断为尿路感染，口服头孢类抗生素治疗后症状减轻。每逢劳累、受凉后上述症状反复发作，时伴尿不尽。1 周前患者无明显诱因复见尿频、尿急、尿痛、尿热、尿不尽，无发热，伴腰酸痛，服用头孢类抗生素及中成药三金片数日，症状未见明显改善。2024 年 5 月 21 日，尿常规＋沉渣检查：尿白细胞计数 124.0 个/μl，尿蛋白（＋）。刻下症：尿频、尿急、尿痛、尿热、尿不尽，夜尿 8 次，乏力，口干，无腹痛，无发热，无汗出，纳可，寐欠安，大便日行 1～2 次，质偏黏。

体格检查： 舌胖暗边有齿痕，尖红，有芒刺，舌中略裂，苔中根黄白略腻，脉沉细略弦，尺弱。

中医诊断： 劳淋（肾气亏虚，下焦湿热）。

西医诊断： 复杂性尿路感染。

处方：

萹蓄 12 g	瞿麦 12 g	通草 5 g
车前子 9 g	蒲公英 12 g	垂盆草 12 g
黄柏 9 g	半枝莲 12 g	萆薢 12 g
牡丹皮 9 g	山茱萸 12 g	益智仁 10 g
石莲子 15 g	茯苓 15 g	生甘草 5 g

水煎服，7 剂，每日 1 剂，分早晚 2 次餐后服用。

复诊：2024 年 5 月 28 日。患者尿频、尿急、尿痛、尿热、尿不尽、乏力明显减轻，夜尿 3~8 次，略口苦，无口干，纳可，寐安，大便日行 1~2 次。今日于我院复查尿常规 + 沉渣：尿白细胞计数 29.2 个/μl，尿蛋白（-）。舌尖红，仍有芒刺，舌中根黄白偏厚，脉沉细略弦，尺弱。前方去山茱萸、半枝莲，加柴胡 9 g、黄芩 10 g、法半夏 9 g、远志 10 g。煎服法同前，共 7 剂。患者服药后病愈停药。

按语：此患者为老年女性，《黄帝内经》有云："七七，任脉虚，太冲脉衰少"，患者以肾气亏虚为本，淋证反复发作，日久转为劳淋，服用抗生素疗效不佳，病情难以缓解。首诊时，邱模炎教授考虑患者淋证反复发作，故辨病为劳淋，虽为劳淋，但结合患者症状及舌脉，辨证仍以邪实为主，患者尿热、尿痛，舌尖红、有芒刺，苔中根黄略腻，脉弦，均为下焦湿热的表现，湿热郁阻导致膀胱气化不利，故用药以八正散为基础加减，清热化湿、利水通淋，配益智仁、山茱萸、石莲子，补肾以固摄肾气。

经中药治疗，复诊时患者尿常规+沉渣结果明显好转，夜尿次数减少，尿路刺激症状亦明显缓解，但合参舌脉，患者舌苔增厚，湿热仍存，故去山茱萸以防滋腻，口苦为湿热郁于肝胆，使肝胆气机郁滞，邱模炎教授改用柴胡八正散加减治疗，如是则肝胆调畅，气机运行无碍，膀胱气化可复。邱模炎教授认为，淋证的发生主因是膀胱气化功能失司导致，故治疗时，常注重调理气机，以助膀胱恢复气化功能。

医案 2　癃闭、肾衰病（慢性肾脏病 3b 期）

徐某，男，83 岁。

初诊：2023 年 6 月 1 日。

病史：患者无明显诱因出现尿频、尿急、尿不尽约半年，2023 年 2 月突发左下腹疼痛，于中日友好医院急诊就诊，诊断"下尿路梗阻、前列腺增生，尿潴留"，予导尿术后腹痛减轻，但仍感排尿不畅。2022 年 8 月发现血肌酐升高，最高约 223 μmol/L。2023 年 4 月再发尿潴留予行导尿术，并建议留置尿管，患者拒绝。刻下症：患者排尿不畅、尿频、尿急、尿不尽，偶有尿失禁，夜尿 7 ~ 8 次；倦怠乏力，时咽部不适，口干，腰痛，少腹胀满，纳眠可；大便干结，日行 1 次，排便费力。2023 年 4 月 29 日查血肌酐 164 μmol/L，估算肾小球滤过率（eGFR）32.96 ml/（min·1.73 m²），血尿酸 477 μmol/L；

尿常规＋沉渣：未见明显异常。

既往史：高尿酸血症，前列腺增生。

体格检查：血压 120/80 mmHg，下肢无水肿。舌体暗红，舌底红，舌下脉络迂曲，苔黄白腻，脉细弦尺弱。

中医诊断：癃闭，肾衰病（阴阳两虚，湿热瘀阻，气化不利）。

西医诊断：尿路梗阻，前列腺增生，慢性肾脏病 3b 期，高尿酸血症。

处方：

桑白皮 12 g	杏仁 9 g	枇杷叶 12 g
乌药 6 g	益智仁 9 g	萆薢 12 g
土茯苓 12 g	石菖蒲 10 g	车前子（包煎）9 g
赤芍 12 g	积雪草 12 g	荆芥炭 10 g
防风 9 g	知母 10 g	肉桂 3 g
川黄柏 10 g	石韦 12 g	泽兰 12 g
生甘草 5 g		

水煎服，5 剂，每日 1 剂，分早晚两次餐后服用。

复诊：2023 年 6 月 29 日。经上方加减治疗 1 个月，患者排尿不畅、尿频、尿急、尿不尽及腰痛明显减轻，尿失禁未作，夜尿减至 4～5 次；乏力、口干减轻，大便干、排便费力改善。

患者治疗期间规律复诊，守方化裁。

按语： 该患者高龄，很容易误判为年老体衰，单纯肾阳不足引起的癃闭，邱模炎教授仔细诊察脉、舌、色、症，认为患者虽有阴阳两虚，但以湿热蕴结膀胱致气化不利为主，采用"提壶揭盖法"，取"上窍开则下窍自通"之意，以桑白皮、杏仁、枇杷叶清热宣肺，通利水道；荆芥炭、防风为风药宣肺化湿、开郁泄热以调畅气机，使水之上源宣畅。患者阴阳两虚，兼有湿热交阻于下焦，故选滋肾通关丸，方中黄柏清热除湿，知母滋阴，肉桂助阳、温命门鼓舞肾气，以甘寒育阴、苦泄折热、化气利尿。乌药、益智仁取自缩泉丸，温肾固阳、固精缩尿，因患者有湿热，故两药用量需斟酌，宜少。车前子、石韦、积雪草清利湿热、通淋，赤芍凉血活血，泽兰活血祛瘀利水；萆薢、土茯苓利湿祛浊的同时清下焦湿热，邱模炎教授常用于高尿酸患者；石菖蒲化湿浊，生甘草调和诸药。本病例治疗以通利为原则，清湿热、利气机、散瘀结的同时补肾助气化，治标为主，兼顾治本，切忌一味通利小便。

经 1 个月的治疗，患者尿潴留、尿频、尿不禁等症状明显好转，避免了长期导尿。可见，临证须四诊合参，辨证论治。

医案 3　眩晕（高血压）

白某，女，66 岁。

初诊： 2023 年 12 月 19 日。

病史： 患者自 2023 年 1 月感染新型冠状病毒后，感头晕、心悸，时有血压升高，最高 170/70 mmHg，口服强力定眩胶囊后症状有所好转，头晕时有反复。刻下症：患者头晕，口干不苦，畏寒，咽中不利，时咳白痰，量少；时有心悸，无胸闷气短；易焦虑，偶耳鸣，无腰酸；纳可，眠差，易醒。夜尿 3～4 次，自觉夜尿量多于白天，无尿频、尿急、尿痛；大便 1～2 日 1 次，成形。

体格检查：血压 160/85 mmHg，双下肢无水肿。舌体暗有齿痕，舌尖略红，苔黄白且腻，脉濡，寸关弦滑，尺弱。

中医诊断：眩晕（肝肾亏虚，肝阳上亢，风痰上扰）。

西医诊断：高血压 2 级。

处方：

天麻 12 g	钩藤（后下）12 g	法半夏 9 g
生白术 12 g	怀牛膝 12 g	桑寄生 12 g
黄柏 9 g	苍术 9 g	枳壳 9 g
白僵蚕 10 g	赤芍 12 g	生白芍 15 g
茵陈 12 g	生麦芽 15 g	生甘草 5 g

水煎服，每日 1 剂，分早晚两次餐后服用，上方化裁治疗 1 个月余。

复诊：2024 年 1 月 23 日。患者头晕偶作，夜间耳鸣，偶潮热汗出，时咳嗽，晨起咳少量黄白痰，无咽痛，口干不苦，太息减。纳可，睡眠明显改善，夜尿 2 次，较前减少，大便 1～2 日 1 次，成形。自测血压（120～140）／（70～80）mmHg。

舌暗红，舌尖略红，苔黄白腻略厚，关脉略弦，尺偏弱。前方去茵陈，赤芍改 15 g，枳壳改 10 g，加生石决明（先煎）15 g、远志 10 g、珍珠母（先煎）20 g、瓜蒌 20 g、竹茹 10 g。

按语： 此患者以眩晕、血压升高为主症，经一个月的中药治疗，血压明显下降，头晕减轻，畏寒症除，夜尿减少，睡眠明显改善，收效显著。治疗眩晕，首先应辨脏腑病位，该患者为老年女性，平素易焦虑，加之寸关脉弦滑、尺弱，故病位主在肝肾。其次应辨标本虚实，该患者既存在肝肾不足、肝阳上亢，又存在风痰上扰，证为虚实夹杂，以实证为主，患者虽见畏寒，但舌苔腻、脉濡，为湿阻阳气不得输布，故治疗当以补虚泻实、调整阴阳为原则。方用天麻钩藤饮合半夏白术天麻汤化裁，所谓"诸风掉眩，皆属于肝""无痰不作眩"。天麻、钩藤平肝息风定眩；半夏、白术、天麻三味配伍，风痰并治，共奏燥湿化痰、平肝息风之功；僵蚕息风化痰；桑寄生、怀牛膝补益肝肾，配合赤芍、白芍养阴柔肝，平抑肝阳，清热凉血；痰湿郁而生热，予苍术、黄柏、茵陈清热燥湿，生麦芽健脾胃以杜生痰之源；另有枳壳理气，甘草调和诸药。诸药共奏平肝息风、补益肝肾、燥湿化痰之功。复诊时虽头晕症减、血压改善，但仍见舌尖略红，苔黄白腻略厚，关脉略弦，为肝阳仍亢、痰热未清，故加石决明、珍珠母、瓜蒌、竹茹等继续调护，随证治之。

医案 4 尿血（无症状性血尿）

赵某，女，24 岁。

初诊：2021 年 10 月 28 日。

病史：患者于 2018 年 3 月 5 日体检时发现尿潜血（＋＋＋＋），未诊治；2021 年 8 月至 10 月期间复查尿常规＋沉渣：尿红细胞计数（46.2～58.2）个/μl，尿潜血（＋）～（＋＋＋），非均一性红细胞，尿蛋白（－）；2021 年 9 月 27 日尿相差：异常红细胞 60%；24 小时尿蛋白定量 226.8mg。刻下症：患者无明显不适主诉，纳眠可，小便色黄、无肉眼血尿，大便干，3～7 日行 1 次。

体格检查：血压 120/80 mmHg，下肢无水肿。舌尖红，有芒刺，苔根白黄腻，脉沉细略弦。

中医诊断：尿血（湿热瘀阻）。

西医诊断：无症状性血尿，蛋白尿。

处方：

荆芥炭 10 g	防风 6 g	生地榆 10 g
炒槐花 10 g	积雪草 12 g	丹参 12 g
石莲子 15 g	茜草 10 g	侧柏炭 10 g
枳壳 6 g	焦三仙（各）10 g	小蓟 10 g
藕节炭 15 g	白茅根 15 g	大黄炭 5 g

水煎服，7 剂，每日 1 剂，分早晚两次服用。

患者治疗期间规律复诊，守方化裁。

复诊： 2021 年 11 月 18 日。患者无不适主诉，纳可，眠可，小便仍色黄，大便偏干，2 ~ 3 日行 1 次，较前已有好转。舌尖红略芒刺，苔薄白腻，舌下脉络迂曲，脉沉细略弦。复查尿常规 + 沉渣：尿红细胞计数 27.9 个/μl，尿潜血（±）。前方枳壳增至 9 g，焦三仙（焦山楂、焦神曲、焦麦芽）增至 12 g，白茅根增至 20 g。

此后邱模炎教授均予前方化裁治疗，患者定期复查，尿中红细胞逐渐减少。2021 年 12 月 30 日复查：24 小时尿蛋白定量 76.44 mg。2022 年 1 月 27 日复查尿常规 + 沉渣：尿红细胞计数 21.3 个/μl，尿蛋白（-）。2022 年 8 月 25 日复查尿常规 + 沉渣：尿红细胞计数 14.7 个/μl，尿蛋白（-）。2023 年 8 月 31 日复查尿常规 + 沉渣：尿红细胞计数 10.6 个/μl，尿蛋白（-）。患者长期定期随访至今（2024 年 8 月），尿红细胞、尿潜血、尿蛋白未见异常。

按语： 该患者为邱模炎教授应用赵绍琴先生治疗慢性肾脏病经验方的典型病例，取得了较理想的疗效。该患者为年轻女性，虽无明显不适症状，但并非无证可辨，观其舌脉即可明了。舌尖红芒刺，为血热之象；苔根白黄腻，为湿热之证。脉沉细弦者，沉为主里，弦者为郁，细为血热阴分不足。患者血尿，24 小时及尿蛋白定量偏高，小便色黄，为下焦湿热内蕴，血热血瘀，络脉受损，精微血液外泄所致。大便干，为湿阻气机而不畅。患者下焦湿热久蕴，气分、血分受累，湿热瘀阻，湿热伤血，血溢络外而见血尿之症。邱模炎教授治以清热化湿，凉血化瘀，用赵老基本方化裁，首先是祛湿，治湿必先化气，化气必当宣肺，肺主一身之气，肺气宣则一身气机通达，气化得行。风药荆芥炭、防风多入肺经，以宣畅肺气、疏风胜湿、开郁泄热。再者，凉血活血化瘀用炒槐花、生地榆、小蓟、白茅根、丹参、茜草、积雪草、侧柏炭、藕节炭等。患者大便干，用枳壳辛苦微寒，行气宽中又能导滞；大黄气寒味苦，气味具降，炒炭用为轻下，祛湿泻热，凉血活血。石莲子固肾摄精、清心补脾，适于湿热型蛋白尿患者。赵老认为，脾胃最是关键，不能因为治病伤了脾胃，方中加焦三仙消导和中，杜生湿之源，时时顾护脾胃。

医案 5　尿浊 1（IgA 肾病）

张某，男，37 岁。

初诊：2023 年 6 月 1 日。

病史：患者 2021 年体检发现泡沫尿，未予重视；2022 年 3 月 5 日在天津医科大学总医院查 24 小时尿蛋白定量 1700 mg、尿红细胞计数 79.8 个/μl、尿蛋白（＋＋＋＋）。泌尿系统 B 超示：左肾体积增大，结构紊乱；右肾未见明显异常。行肾穿刺活检病理诊断为"轻度系膜增生型 IgA 肾病"，予羟氯喹、氯沙坦钾片口服治疗，因药物过敏继而停药，改口服黄葵胶囊及中药汤剂治疗。后查 24 小时尿蛋白定量波动在 700 ~ 10000 mg，尿潜血（ + ~ + + ），血肌酐 51 μmol/L，血尿素氮 5.5 mmol/L，血尿酸 349 μmol/L；2023 年 5 月 30 日在当地医院查 24 小时尿蛋白定量为 702 mg。刻下症：时有倦怠乏力，周身肌肉酸胀，上肢明显；口干不欲饮、口黏，汗出如常，双目干涩，视物模糊；逢劳累时腰骶部胀痛，肛门有坠胀感。胃纳可，夜寐安，小便调，夜尿 0 ~ 1 次，大便日行 1 次，成形。

体格检查：血压 120/70 mmHg，咽部充血，双下肢无水肿。舌暗红略体胖，尖略芒刺，略裂，苔中根黄白腻，舌底脉络迂曲。脉沉细弱，重按涩。

既往史：强直性脊柱炎 20 年（HLA – B27 阳性）。

中医诊断：尿浊（气阴两虚，湿热瘀阻）。

西医诊断：IgA 肾病，慢性肾脏病 1 期，强直性脊柱炎。

处方：

生黄芪 12 g	山茱萸 12 g	麦冬 15 g
赤芍 12 g	防风 6 g	鬼箭羽 12 g
穿山龙 12 g	槐花 10 g	生地榆 10 g
丹参 12 g	荆芥炭 10 g	芡实 20 g
石莲子 15 g	夏枯草 12 g	竹茹 10 g
焦三仙（各）10 g	小蓟 15 g	侧柏炭 10 g

水煎服，14 剂，每日 1 剂，分早晚两次餐后服用。

此后邱模炎教授坚持以上方加减化裁治之，患者定期复诊，坚持门诊中药治疗，乏力倦怠、口干口黏、周身肌肉酸胀等症状在治疗 1 个月左右时均消失。强直性脊柱炎发作时症状减轻，发作间期延长。

患者于 2024 年 8 月 21 日复诊，查 24 小时尿蛋白定量 441 mg，血肌酐 44 μmol/L，血尿素氮 4.0 mmol/L，血尿酸 350 μmol/L。此后一直守方随症加减，24 小时尿蛋白定量稳定，血肌酐正常，目前仍门诊定期随诊。

按语： IgA 肾病，中医古籍并无该病名，可将之归属于"尿浊""尿血""腰痛"等范畴。该患者之表现，中医诊断为"尿浊"，辨证为"气阴两虚，湿热瘀阻"。邱模炎教授认为 IgA 肾病的发生发展与三焦不畅密切相关，病理产物多为湿热瘀毒。治疗上采用"调补分化"大法，从三焦入手，重在疏利三焦之壅滞，使三焦气化得以通畅，气行则血行，湿热瘀毒得以顺利排出，以达邪去正复之效。"调"即调畅气机，荆芥炭、防风可宣畅肺气，调畅气机，开郁泄热；"补"即扶正补虚，然补益之品多温燥或滋腻，易助湿生热，故当慎用滋补，以通补为宜，注意补虚而不助湿生热、阻碍气机。该患者气阴两虚，故选用生黄芪、山茱萸、麦冬等性味平和之品补益脾肾、益气养阴。焦三仙既可健脾消食和中，又可杜生湿之源，兼可行瘀，通补兼施，以调理中焦脾胃。"分"即分清泌浊，分消湿热，"化"即化湿、化热、化瘀、化毒以化清病理产物，多用丹参、赤芍、地榆、槐花、鬼箭羽等凉血化瘀药。

血分郁热明显，肾络损伤，加小蓟、侧柏炭以凉血止血。芡实、莲子为水中二仙，性平，补肾涩精、健脾而无温燥之嫌，是邱模炎教授常用的药对，他治疗本例患者独取石莲子。石莲子为带壳莲子老熟的果实，功善清热、开胃，可治尿浊。夏枯草祛瘀散结，与黄芪相配可补而不滞、祛瘀不伤正。穿山龙具有活血、通络、补虚的功效，可减轻尿蛋白和水肿，还是国医大师朱良春治疗强直性脊柱炎的经验用药。竹茹清热化痰，可除膈上痰浊兼清宣郁热。

本例患者为青年男性，从事运输工作，虽有 IgA 肾病，但因工作关系，逢饮食不规律或劳累时，通常表现为强直性脊柱炎的相关症状，如关节疼痛、疲劳等症加重。患者求诊于邱模炎教授以来，病情改善体现在以下三方面：首先，肾病指标基本稳定，24 小时尿蛋白定量降至 441 mg；其次，倦怠乏力、口干口黏等主观症状明显缓解；再次，强直性脊柱炎的发作频率减少、发作时的症状明显减轻。人体为一有机整体，各脏腑间相互作用、相互影响，从本例患者的治疗过程可以体会到，肾病、脊柱炎、肛门坠胀等多种病症看似不相关联，但当人的机体经治疗趋于阴平阳秘时，多种病症同时好转，这是中医辨治整体观念的体现。

医案 6　尿浊 2（慢性肾脏病 1 期）

郑某，男，36 岁。

初诊： 2014 年 1 月 9 日。

病史： 患者于 2013 年 12 月 21 日体检时发现：尿蛋白（＋），血肌酐 85 μmol/L，血尿酸 416 μmol/L。2014 年 1 月复查：尿蛋白（＋＋＋），尿潜血（＋＋＋），尿红细胞计数 44.5 个/μl，24 小时尿蛋白定量 641.7 mg。泌尿系统彩超未见明显异常。刻下症见：时腰部酸胀疼痛，耳鸣，神疲乏力，觉口干，无水肿，尿量无异常，食纳可，夜寐安，小便调，大便日行 2 次。

体格检查： 血压 145/100 mmHg，双下肢无水肿，舌红，苔黄白腻厚，舌底脉络迂曲，脉濡略滑。

既往史： 脂肪肝病史 2 年，高血压病史 1 年余。

中医诊断： 尿浊、尿血（湿热瘀阻）。

西医诊断： 慢性肾脏病Ⅰ期，高血压 2 级（极高危），脂肪肝。

处方：

生黄芪 12 g	夏枯草 12 g	土茯苓 12 g
萆薢 12 g	荆芥炭 10 g	防风 6 g
桑寄生 12 g	丹参 12 g	生地榆 10 g
炒槐花 10 g	茜草 10 g	赤芍 12 g
白芍 12 g	凤尾草 10 g	土鳖虫 5 g
焦三仙（各）10 g	荷叶 10 g	

7 剂，每日 1 剂，水煎服。

患者定期复诊，坚持门诊中药（上方加减化裁）治疗，腰酸胀疼痛症状渐轻，耳鸣未作。2015 年 6 月 18 日复查尿蛋白（＋），尿红细胞（－），尿蛋白减少，尿红细胞转阴，守方既进。2016 年 1 月 21 日查尿蛋白（－），尿红细胞（－）。后患者规律复查尿常规，显示尿红细胞、潜血及尿蛋白保持阴性。

复诊： 2017 年 11 月 28 日。患者近期外感，愈后时有自汗，牙龈肿痛，时口咽干，尿中偶有泡沫，大便黏腻，每进肉食后矢气频频，查尿蛋白（＋＋），尿红细胞（＋），尿红细胞计数 52.4 个/μl。查体：咽部充血；舌淡暗尖边红中裂，苔薄白黄，脉濡弦细尺弱。

处方：

荆芥炭 10 g	防风 6 g	槐花 10 g
生地榆 10 g	鬼箭羽 10 g	丹参 12 g
蝉蜕 6 g	焦三仙 (各) 12 g	赤芍 12 g
白茅根 15 g	土茯苓 12 g	萆薢 12 g
紫苏叶 9 g	大黄炭 3 g	麦冬 12 g
北沙参 12 g		

7 剂，每日 1 剂，水煎服。

患者规律复诊，症状渐趋平稳。2017 年 12 月 8 日复查尿蛋白（＋），尿红细胞（－）。尿蛋白减少，尿红细胞转阴，守方加减。

复诊： 2018 年 8 月 14 日。尿常规均为阴性，患者无不适症状。其后 5 年间患者诸症平稳，定期体检，尿常规未见异常，病情长期稳定，未随诊服药。

再诊： 2023 年 7 月 31 日。患者感染新型冠状病毒后，神疲乏力，自汗出，觉腰酸腰痛，尿中泡沫多、排尿淋沥不尽，夜尿 1~2 次，大便日行 1 次、不成形、质黏。查：尿蛋白（++），24 小时尿蛋白定量 1485 mg。咽部充血，舌暗红且胖，苔老腻浊中裂，舌下脉络迂曲，脉濡沉弦细。

处方：

黄芪 12 g	生白术 10 g	防风 9 g
牛蒡子 10 g	连翘 12 g	积雪草 12 g
赤芍 15 g	丹参 12 g	知母 10 g
黄芩 10 g	草果 5 g	麦冬 12 g
石莲子 15 g	芡实 15 g	桔梗 9 g
甘草 15 g		

7 剂，每日 1 剂，水煎服。

后用此方加减继服。2023 年 8 月 22 日查尿蛋白（±），尿潜血（-），尿红细胞计数 7.8 个/μl。2023 年 12 月 19 日查尿蛋白（-），尿红细胞（-）。2024 年 11 月 10 日查 24 小时尿蛋白定量 243.6 mg，尿常规、尿蛋白至今保持阴性，病情稳定。

按语： 患者之病西医诊断为慢性肾脏病 Ⅰ 期，表现为蛋白尿、血尿。患者在邱模炎教授门诊处首诊为约 10 年前，近 10 年期间，一度病情稳定而停止治疗达 5 年。患者病情亦有波动，曾屡次因外感而复发，均在邱模炎教授的悉心调治下得以恢复，指标再次全面转阴，至今仍于邱模炎教授门诊定期随访。处方用药虽随证调整，但治疗大法不离"调补分化"法。本例患者初次发病时以腰部酸胀疼痛、神疲乏力为主症，腰为肾之府，湿热之邪趋下，阻于腰部，络脉不通，腰失所养，故见腰部酸胀疼痛。多年以来患者虽舌脉有所变化，但舌质总暗或红，或伴舌苔腻而中裂，常见舌底脉络迂曲，脉或濡或弦细或滑，为湿热瘀阻，或伴气分、阴分不足之象。

邱模炎教授治用调补分化法，以荆芥炭、防风疏风胜湿又清宣透散，宣上焦之气以调畅全身气机；生黄芪、夏枯草为常用药对，合用补而不滞；中焦脾胃为全身气机升降和津液代谢的枢纽，以焦三仙、荷叶健运枢机，通畅三焦气机。土茯苓、草薢以分利下焦湿热。血分郁热兼有瘀滞，故以生地榆、炒槐花、丹参、赤芍、白芍、茜草、凤尾草凉血活血化瘀；血瘀重则加土鳖虫 5 g 以咸寒入血分而搜剔入络、逐瘀通经；腰酸胀疼痛则用桑寄生补肝肾、强筋骨。全方共奏调畅气机、补益虚损、分消湿热、化瘀凉血之效。

外感是加速慢性肾脏病病情进展的重要诱发因素，此患者外感后多次病情反复，再次出现蛋白尿、血尿。当患者表现为风热之邪未尽时，邱模炎教授"急则治其标"，常用紫苏叶、蝉蜕、牛蒡子、连翘、桔梗疏风清热，解毒利咽。当外感后的恢复期表现为气阴两虚时，则以玉屏风散益气固表，麦冬、北沙参养阴润燥。患者曾出现腰酸腰痛、神疲乏力、尿中泡沫多、排尿淋沥不尽、大便黏腻等症，且咽部充血，苔老腻浊中裂，为湿热浊邪较重，加用知母、黄芩、草果清湿热、除浊毒且不伤阴。近 10 年来，邱模炎教授始终以调补分化为法，四诊合参、辨证施治，患者虽历经数次病情复发而能康复，诸症向安。

医案 7　水肿 1（老年性水肿）

崔某，男，90 岁。

初诊：2023 年 9 月 1 日。

病史：患者 10 年前无明显诱因出现双下肢水肿，于内蒙古自治区当地医院检查，发现双肾多发囊肿，肾功能正常，未系统治疗。2020 年 8 月 23 日，患者查双下肢血管超声：双侧下肢动脉粥样硬化斑块形成，左侧胫后动脉闭塞，左侧下肢小隐静脉曲张。未予进一步治疗。2023 年 8 月 29 日，患者查血浆白蛋白 36.74 g/L（参考值为 40～55 g/L），肝、肾功能正常。今日就诊，刻下症：患者体胖，双下肢凹陷性水肿，无眼睑水肿，自觉乏力、下肢沉重，下肢肌肉时不自主颤动，站立困难，无腰酸痛，口干，口苦，时咳白色黏痰，无咽痛、咽痒，无咳嗽，近日感右侧太阳穴处窜痛，无头晕，耳鸣，听力下降，汗出正常，无怕冷，无潮热，纳、眠可，夜尿 4～5 次，尿急，时尿失禁，大便日 2 次，成形，质不黏。2023 年 9 月 1 日，尿常规 + 沉渣：尿蛋白（±），尿潜血（−），尿微量白蛋白 33.2 mg/L，尿微量白蛋白/尿肌酐 1.19 mg/mmol.Cr。

既往史：高血压 1 级（高危）、高脂血症、心肌肥厚、前列腺增生病史。

体格检查：血压 120/70 mmHg，双下肢轻度水肿。舌胖暗红，有瘀点，尖少苔，中有裂纹，边根苔黄白浊腻厚，舌底赤红，舌下脉络迂曲，脉濡沉弦细。

中医诊断：水肿（气阴两虚，水湿浊瘀）。

西医诊断：老年性水肿，高血压 1 级（高危），左下肢静脉曲张，高脂血症，前列腺增生。

处方：

生黄芪 15 g	太子参 12 g	麦门冬 15 g
丹参 12 g	防风 9 g	赤芍 15 g
猪苓 12 g	山茱萸 12 g	茯苓皮 15 g
牡丹皮 9 g	陈皮 9 g	大腹皮 10 g
桑白皮 10 g	当归 12 g	益母草 12 g
赤小豆 15 g	滑石粉（包煎）15 g	生牡蛎（先煎）20 g
大黄炭 3 g	生甘草 3 g	

水煎服，7 剂，每日 1 剂，分早晚 2 次餐后服用。

复诊： 2023 年 9 月 8 日。患者下肢水肿减轻，乏力困倦，头晕头痛，腰膝酸软，耳鸣，口干，口苦，无咳嗽咳痰，活动后易胸闷气短，尿急，偶尿失禁，无尿频尿痛，纳、眠可，夜尿5~6次，大便可。血压85/49 mmHg，双下肢轻度水肿。舌胖暗红少苔裂，边根黄腻浊剥，舌下脉络迂曲，有瘀点，舌红赤好转，脉濡沉寸关略弦细，尺弱。前方去大腹皮、生牡蛎、生甘草，加阿胶珠（烊化）15 g、黄柏9 g、肉桂5 g、知母10 g、积雪草12 g。煎服法同前，共7剂。

再诊： 2023年9月15日。下肢水肿较前明显减轻，乏力减轻，腰膝酸软、耳鸣、口干、口苦减轻，活动后胸闷气短，尿急，偶尿失禁，纳、眠可，夜尿5~6次，大便日1~2次，偏干。血压106/57 mmHg，双下肢轻度水肿。舌少津，少苔，中裂，根黄腻，舌底红丝减轻，脉濡略弦。前方加石斛12 g、竹茹10 g，大黄炭增至5 g。煎服法同前，共14剂。

后以上方加减治疗约3个月，病情持续稳定。

按语： 该患者90岁高龄，肾气已亏。体胖，双下肢凹陷性水肿，舌胖暗红，为脾气亏虚之象，肥人多湿，运化失司，水湿不运；患者因虚致实，水、湿、浊邪郁久化热，胶着难去，进而化热伤阴，热伤血络，脉络瘀阻。阴液不足不能濡养肌肉而见肌肉瞤动，湿热浊邪、血热血瘀而见舌有瘀点、舌底赤红、舌下脉络迂曲，苔黄白浊腻厚。脉濡主湿，脉沉主里，脉细主阴伤，脉弦主水饮。故四诊合参，辨证为气阴两虚，水湿浊瘀。治疗予生黄芪、太子参、麦门冬、山茱萸以益气养阴；茯苓皮、桑白皮、陈皮、大腹皮取五皮饮之意，行气祛湿、利水消肿；滑石清利下焦湿热；湿阻热郁，血热血瘀，予赤芍、牡丹皮凉血活血祛瘀，益母草活血利水。诸药共奏补益虚损、益气养阴、分消湿热、化瘀行水之功。服药后，患者下肢水肿明显减轻，乏力减轻，腰膝酸软、耳鸣、口干、口苦等症均减。舌底由赤转红，热象渐轻，加阿胶、石斛、滋肾通关丸以滋阴润燥，助膀胱气化而通利小便；配合竹茹清化湿热，积雪草凉血清热，继续守方化裁，巩固疗效。

医案 8　水肿 2（慢性肾脏病 2 期）

张某，男性，47 岁。

初诊：2023 年 3 月 6 日。

病史：患者于 2022 年 12 月 26 日于当地体检中心检查时发现肾功能异常，血肌酐 106 μmol/L（参考值 <97 μmol/L），未予重视。2023 年 3 月 4 日于通州中医院复查血肌酐 106 μmol/L（参考值 <97 μmol/L），eGFR 71.63 ml/（min·1.73 m²），血尿酸 428 μmol/L，故来就诊。刻下症：双下肢轻度凹陷性水肿，时有口干、口苦，腰酸时作，无耳鸣，无关节疼痛，夜尿 1 次，大便日 2~3 次。

既往史：肾结石病史。

体格检查：舌胖暗，舌尖有芒刺，舌下脉络迂曲，舌中有裂纹，舌苔黄厚浊腻，脉濡沉细弦尺弱。

中医诊断：水肿（湿热瘀阻，兼肾阴不足）。

西医诊断：慢性肾脏病 2 期，高尿酸血症，肾结石。

处方：

苍术 9 g	牛膝 12 g	黄柏 6 g
山茱萸 12 g	赤芍 12 g	丹参 12 g
积雪草 12 g	槐花 10 g	生地榆 10 g
防风 9 g	荆芥炭 10 g	蒲公英 10 g
土茯苓 15 g	萆薢 12 g	大黄炭 5 g
焦三仙（各）12 g	生牡蛎（先煎）20 g	

7 剂，水煎服，日 1 剂，分早晚 2 次餐后服用。

复诊：2023 年 3 月 13 日。2023 年 3 月 9 日查尿微量白蛋白 22 mg/L，尿微量白蛋白/尿肌酐 2.31 mg/mmol. Cr。此次就诊时患者双下肢水肿已不明显，晨起时有口苦，时口干，近期因腰部扭伤，右侧腰部酸痛，无关节疼痛，大便每日 2～3 次，尚成形。舌体胖暗，舌尖红有芒刺，舌根苔黄腻浊厚，脉濡沉细弦尺弱。前方蒲公英改为 12 g，去萆薢，加桑枝 15 g、丝瓜络 10 g、石韦 12 g。煎服法同前，共 7 剂。前方加减维持治疗 5 个月余，患者病情平稳，无明显特殊不适。

再诊：2023 年 8 月 28 日。患者轻微口干、口苦，轻微腰痛，无水肿，余无明显不适。舌尖偏红，舌根苔黄白浊偏腻，舌中少苔，脉沉细弦涩。2023 年 8 月 27 日本院复查肾功能，结果示血肌酐 96 μmol/L（参考值 < 104 μmol/L）， eGFR 80.76 ml/（min·1.73 m²），血尿酸 402 μmol/L，其余诸项检验结果均正常。目前患者症状平稳，仍在门诊随诊中。

按语：此患者苔黄厚浊腻为湿热浊毒内蕴之象，湿热困脾，脾失健运，水湿内停可见下肢水肿，湿阻热郁可见口苦、舌尖芒刺，湿热伤阴可见口干、舌中有裂纹，湿阻热郁，深入血分，而致脉络瘀滞，见舌暗、舌下脉络迂曲。从脉象上看，濡主湿、沉主里、细主阴伤、弦主郁，尺脉弱主肾虚。综上，辨证为湿热瘀阻，兼肾阴不足。邱模炎教授治疗时以清热化湿、开郁泄热、凉血化瘀为主，佐以滋肾。在治疗上，运用"调补分化"之法，对于湿热者首当治湿，治湿必先化气，化气必当宣肺，盖肺主一身之气，肺气宣则一身气机通达，营卫调和，气化得行，湿乃自去，湿去热不独存。方中荆芥辛温主升主散，入肺经，具宣肺、发表、祛风、理血之功，为血中之风药，炒炭应用以防辛温太过而助热伤阴，与少量防风配伍，取"风能胜湿"之意，共奏疏风化湿、宣畅气机之效；加山茱萸、生牡蛎滋肾阴，焦三仙既可健脾消食和中，又可杜生湿之源，兼可行瘀，通利枢机，使补而不滞，即为邱模炎教授常强调的通补之法；土茯苓、萆薢、积雪草清热利湿、分消下焦湿热浊邪；同时以苍术、黄柏、牛膝清化下焦湿热，地榆、槐花、丹参、赤芍、大黄炭、蒲公英凉血化瘀。

此患者二诊时水肿已减，虽不用利水之品，而能达到消肿的目的，贵在调畅气机，化气行水而消肿。从二诊舌脉看，湿热之邪明显消退，患者既往有肾结石病史，考虑为湿热瘀血日久而成砂石，故加石韦以清热活血、排石通淋。此患者中药治疗5个月余，血肌酐水平逐步下降至正常范围，因曾多处就医，不同医疗机构的血肌酐正常范围存在差异，故肾功能采用eGFR评估，患者的eGFR由初诊前的71.63 ml/（min·1.73 m²）升至5个月后的80.76 ml/（min·1.73 m²），提高约12.7%，且其临床症状亦得到明显改善。

医案9　水肿3（慢性肾脏病3b期）

郝某，男，65岁。

初诊： 2021年12月2日。

病史： 患者8个月前无明显诱因出现下肢水肿，当时查血肌酐125 μmol/L，eGFR 51.73 ml/（min·1.73 m²），尿微量白蛋白、尿常规及尿沉渣检验未见明显异常，随后其求治于多家医院，未明确肾功能下降原因，为求中医诊治前往我院门诊就诊。今就诊查血肌酐154 μmol/L，eGFR 40.20 ml/（min·1.73 m²）。刻下症：患者双下肢轻度凹陷性水肿，乏力，夜尿1~2次，大便日1行，质干、排便困难。

既往史： 2型糖尿病。

体格检查： 双下肢轻度凹陷性水肿，舌红暗，舌中部少苔有裂纹，舌根苔黄腻，脉沉弦细濡，重按略涩。

中医诊断： 水肿（气阴两虚，湿热瘀阻）。

西医诊断：慢性肾脏病 3b 期，2 型糖尿病。

处方：

黄芪 12 g	赤芍 12 g	防风 9 g
夏枯草 12 g	苍术 9 g	玄参 12 g
积雪草 12 g	生地榆 10 g	槐花 10 g
丹参 12 g	佩兰 10 g	土鳖虫 5 g
荆芥炭 10 g	大黄炭 5 g	焦三仙（各）12 g
猪苓 12 g		

水煎服，7 剂，日 1 剂，分早晚 2 次餐后服用。

复诊：2022 年 1 月 20 日。患者已于门诊就诊 6 次，计服方药 42 剂，用药均依上方加减。此次就诊患者水肿减轻，乏力减轻，夜尿 3 次，大便日 1 次，畅。舌暗红，舌中部少苔，舌根苔黄腻浊厚，脉濡略弦。复查血肌酐 156 μmol/L，eGFR 40 ml/（min·1.73 m²）。前方加药：草果 5 g、知母 10 g、黄柏 9 g。在此基础上，随症加减调治 1 个月余。

再诊：2022 年 2 月 15 日。患者水肿已消，耳鸣，四肢发凉，夜尿 3~4 次，大便正常。舌暗红，舌根苔黄腻厚程度减轻，脉沉细弦。复查血肌酐 125 μmol/L，eGFR 52 ml/（min·1.73 m²）。守方去佩兰、猪苓，加肉桂 3 g、茜草 10 g、蒲公英 10 g、生牡蛎（先煎）20 g、水红花子 10 g，煎服法同前，共 7 剂。

后继以上方治疗，随症加减。2022 年 9 月 25 日复查血肌酐 98 μmol/L，eGFR 69 ml/（min·1.73 m²）。继续门诊随

诊中。

按语：患者初诊时证属虚实夹杂。其乏力、大便干、舌中部少苔有裂纹、脉沉细濡提示气阴两虚；而水肿、舌质红暗、舌根苔黄腻、脉沉取略涩等表现则提示存在水湿热瘀。邱模炎教授治以清热化湿、凉血活血、利水消肿、益气养阴之法。经1个月余治疗，患者2022年1月20日就诊时乏力已消，通补已效，但舌根苔黄厚浊腻历经多次诊治无明显变化，且血肌酐值未见下降，可见其湿热浊毒相对严重，故取达原饮方义，加用草果、知母、黄柏，以化其湿热浊毒。2022年2月15日就诊时患者舌根苔黄腻厚程度减轻，说明湿热浊毒减轻，复查血肌酐由156 μmol/L 降至 125 μmol/L，eGFR 由 40 ml/（min·1.73 m²）（属慢性肾脏病 3b 期）升至 52 ml/（min·1.73 m²）（属慢性肾脏病 3a 期），当时患者见四肢发凉、耳鸣等表现，可见邪实渐轻，而正虚渐显，考虑为肾之阴阳两虚，且阳虚较为明显，故取滋肾通关丸之义，加肉桂，但又因其下焦湿热浊毒未尽，故继用草果。在此基础上随症加减，调治 7 个月余，复查血肌酐降至 98 μmol/L，eGFR 升至 69 ml/（min·1.73 m²）（属慢性肾脏病 2 期），肾功能实现一定程度逆转。

医案 10　水肿、胸痹（慢性肾脏病 3 期，冠心病）

韩某，女，76 岁。

初诊：2023 年 8 月 8 日。

病史：患者反复乏力、胸闷气短、困倦 1 年余。2023 年 4 月就诊于首都医科大学附属北京友谊医院行运动平板试验（－），然乏力、困倦、气短时有反复，偶有胸痛，同月至北京医院住院，诊为"冠状动脉粥样硬化性心脏病、高血压 2 级（极高危）、甲状腺腺瘤切除术后"。2023 年 7 月 28 日查血肌酐 87 μmol/L（参考值＜84 μmol/L），eGFR 58.9 ml/（min·1.73 m²），尿常规均（－），甲状腺功能五项（－）。刻下症：乏力、困倦、胸闷、气短，时有胸痛；咽部不利，咳少量白痰；皮肤反复发作皮疹，多分布于头面、颈部、腹部、右胁肋下，伴瘙痒、刺痛，入夜尤甚，天气闷热及出汗时加重，局部片状色素沉着。纳眠可，小便调，大便干，日行 1～2 次。

既往史：高血压病史，平素血压波动在（120～165）/（70～85）mmHg；冠心病病史 4 个月余。

体格检查：血压 130/80 mmHg，双下肢轻度水肿。舌体暗胖中裂，苔黄白腻且偏厚，脉濡沉细略弦尺弱。

中医诊断：水肿，胸痹（阴阳两虚，水湿瘀阻）。

西医诊断：慢性肾脏病 3a 期，冠状动脉粥样硬化性心脏病，高血压 2 级（极高危）。

处方：

瓜蒌 15 g	薤白 10 g	法半夏 9 g
枳实 9 g	丹参 12 g	桑白皮 10 g
猪苓 12 g	太子参 12 g	麦冬 15 g

五味子 5 g	赤芍 12 g	益母草 12 g
生黄芪 12 g	夏枯草 12 g	白鲜皮 10 g
地肤子 10 g	车前子 (包煎) 9 g	川黄柏 10 g
肉桂 3 g	大黄炭 5 g	

自煎 7 剂，每日 1 剂，分早晚两次餐后服用。

复诊：2023 年 8 月 15 日。患者胸闷气短、倦怠乏力较前缓解，下肢水肿明显减轻，皮疹仍存，瘙痒好转；咽中不利症状减轻，咳痰较前减少，纳眠可，小便调，大便日行 1～2 次，稀软不成形。血压（110～120）/（70～80）mmHg，下肢略肿，舌尖略红体胖中裂，苔黄白腻厚浊，舌底略红，舌下脉络迂曲，脉濡寸关略弦滑，两尺弱。复查：血红蛋白 119 g/L；B 型纳尿肽（BNP）＜5 pg/ml，血肌钙蛋白 0.016 μg/L；血肌酐 83 μmol/L，血尿素氮 8.2 mmol/L，血尿酸 400 μmol/L。尿常规＋沉渣：（－）。尿微量白蛋白 5.7 mg/L，尿微量白蛋白/尿肌酐 0.47 mg/mmol. Cr。

患者服药后胸闷气短、倦怠乏力、水肿等诸症减轻，但舌、脉仍见热象，舌尖、底色红，舌苔仍厚腻，脉由略细弦转为略弦滑。上方去掉收敛酸涩性温的五味子，加入竹茹 12 g 清化痰热，苦参 6 g 清热燥湿。

后在前方基础上加减，调理约 3 个月。2023 年 9 月 26 日复查血肌酐 62.0 μmol/L，eGFR 84.0 ml/（min·1.73 m²），血尿素氮 5.9 mmol/L，血尿酸 349.0 μmol/L。

按语：患者老年女性，血肌酐 87 μmol/L，eGFR 58.9 ml/（min·1.73 m²），诊断为慢性肾脏病 3a 期，经中药治疗后肾功能明显改善，eGFR 上升至 84.0 ml/（min·1.73 m²）（转为慢性肾脏病 2 期），胸闷气短、倦怠乏力、水肿等症状也明显减轻，取得了理想疗效。该患者胸阳不振，阳不化阴，气不化水，津液不得输布，凝聚为湿浊；湿浊阻滞气机，故见乏力、困倦、胸闷、气短、咳嗽咳痰、咽中不利；湿热蕴结于肌肤，不得透达，而起皮疹。苔黄白腻且偏厚、脉濡沉弦为湿热瘀阻之象；舌暗胖、中有裂纹、脉细尺弱为阳虚阴伤血瘀之象，故辨证为阴阳两虚，水湿瘀阻。患者以胸闷、胸痛、气短乏力、水肿为主症，急则治其标，治以瓜蒌薤白半夏汤加减，通阳散结、开郁闭、止厥痛。瓜蒌合薤白可散寒宣胸中之阳气以宽胸，加半夏、枳实可燥湿散结，行气降逆，调畅气机；水肿考虑阴阳两虚之水肿，故以猪苓汤、滋肾通关丸、生脉饮加减，在温阳化气的同时利水渗湿兼清热育阴，使利水不伤阴、滋阴不敛邪。皮疹考虑亦为湿热瘀阻，故加用清热凉血、化湿、祛风止痒之品，观复诊情况，症状改善明显。

该患者在本虚的同时又兼湿阻热郁，气机阻滞，经化湿、化瘀、利水后气机得以调畅，三焦得以通调，郁热得以祛除，因此患者诸症缓解。

医案 11　腰痛（慢性肾脏病 3 期）

卢某，男，81 岁。

初诊： 2023 年 1 月 26 日。

病史： 患者 6 年前体检发现双肾囊肿，大者 5~6 cm，2022 年 10 月 8 日，外院查血液生化：尿素氮 9.34 mmol/L，血肌酐 106.8 μmol/L（参考值＜106 μmol/L），eGFR 55.91 ml/（min·1.73 m²），血尿酸 442.5 μmol/L，未系统诊治。刻下症：右侧腰酸痛，下肢轻度凹陷性水肿，畏寒，耳鸣，纳可，寐差，易醒，醒后难以入睡，夜尿 2 次，小便调，大便日 1 行，偏干。

既往史： 高血压 2 级（极高危）。

体格检查： 血压 140/70 mmHg，下肢轻度凹陷性水肿。舌体暗淡有痕，中尖少苔中裂，根苔黄白腻浊，舌下脉络迂曲。脉濡沉细略弦尺弱。

中医诊断： 腰痛（阴阳两虚，水湿瘀阻）。

西医诊断： 慢性肾脏病 3a 期，后天性肾囊肿，高尿酸血症，高血压 2 级（极高危）。

处方：

荆芥炭 10 g	独活 9 g	桑寄生 12 g
牛膝 12 g	丝瓜络 10 g	浙贝母 10 g
夏枯草 12 g	大黄炭 3 g	土茯苓 12 g
知母 10 g	黄柏 6 g	肉桂 5 g
猪苓 12 g	萆薢 12 g	

水煎服，7 剂，日 1 剂，分早晚 2 次餐后服用。

复诊： 2023 年 2 月 2 日。患者腰痛减轻，下肢轻度水肿，偶有口苦、口中黏腻，无头晕、耳鸣，纳可，寐差，易醒，醒后难以入睡，夜尿2次，小便调，大便日1行，偶偏干。2023年1月30日，复查血肌酐107.1 μmol/L（参考值＜106 μmol/L）。舌体暗淡有痕，中尖少苔中裂，根苔黄白腻浊，舌下脉络迂曲，脉濡沉细略弦尺弱。

前方去萆薢，加生地榆10 g、槐花10 g、积雪草12 g、山茱萸12 g、生牡蛎（先煎）20 g，大黄炭增至5 g。煎服法同前，共7剂。

再诊：2023年3月2日。患者已于门诊就诊4次，计服方药28剂，用药均依上方加减。患者无腰痛、耳鸣，下肢轻度水肿，乏力，偶心悸，口干减轻，无口苦，纳可，寐差，易醒，难以入睡，小便调，大便不干，日1次。2023年2月27日，复查生化：血肌酐93.3 μmol/L（参考值＜106 μmol/L），eGFR 65.84 ml/（min · 1.73 m²）。血压130/70 mmHg。舌体暗淡有痕，中尖少苔中裂，根苔黄腻略厚浊，舌下脉络迂曲，脉沉细略弦尺弱。前方去丝瓜络，加蒲公英12 g、茯苓皮15 g、大腹皮10 g、麦冬12 g，大黄炭增至6 g，独活减至6 g，加焦三仙（各）10 g。煎服法同前，共7剂。

目前患者症状平稳，仍在门诊随诊中。

按语：患者老年男性，湿热郁阻经络，络脉不通可见腰痛；湿热瘀阻，膀胱开合不利，气化失常，水泛肌肤，发为水肿；肾阳不足则见畏寒；肾阴亏虚，阴不制阳，水火失济，则眠差易醒；舌体暗淡有齿痕，中尖少苔中裂，为阴阳两虚之象，苔根黄白腻浊，舌下脉络迂曲，为湿热浊瘀之象；脉濡沉细略弦尺弱，濡主湿，沉主里，弦主水饮，细主阴伤，尺弱则为肾阳不足之象。故辨证阴阳两虚，水湿瘀阻。治疗取独活寄生汤＋滋肾通关丸之意加减，标本兼顾，滋阴温阳、利水化湿、凉血活血。方中桑寄生性平，味苦、甘，加牛膝补肝肾之阴，知母、黄柏，滋阴降火，肉桂温补肾阳的同时可引火归元助膀胱气化；猪苓利水渗湿，配土茯苓、草薢利湿化浊，独活辛散苦燥，善祛深伏骨节之湿邪，荆芥炭开郁泄热；地榆、槐花、大黄炭凉血化瘀。全方通过扶正以祛邪，祛邪以扶正，标本兼顾，正如赵绍琴先生所说："慢性肾脏病虚实夹杂，不能腻补，要通补。"经一月余治疗，患者复诊时腰痛、耳鸣已愈，血肌酐也明显下降。

医案 12　肾衰病 1（肥胖相关性肾病）

王某，男，32 岁。

初诊： 2023 年 7 月 4 日。

病史： 患者 8 年前发现尿蛋白（＋＋），血肌酐 135 μmol/L，于北京协和医院行肾穿刺检查，诊为肥胖相关性肾病、慢性肾功能衰竭，当时患者体重 100 kg，体重指数 30.9。患者辗转多地求医，2023 年 5 月 22 日于河北沧州当地医院检查肾功能，结果示血肌酐 231 μmol/L，血尿酸 504 μmol/L，eGFR

31.04 ml/（min·1.73 m²）；尿微量白蛋白/尿肌酐 1609.3 mg/mmol.Cr；尿常规：尿蛋白（＋＋），潜血（±）。肾脏 B 超示：右肾偏小，左肾大小正常，双肾内血流分布稀疏。2023 年 6 月 13 日，于北京协和医院进行检查，示血肌酐 230 μmol/L，eGFR 32.75 ml/（min·1.73 m²），血尿酸 479 μmol/L，甘油三酯 1.12 mmol/L，低密度脂蛋白胆固醇 1.21 mmol/L；血红蛋白 157 g/L。给予口服非布司他每日 20 mg 降尿酸。2023 年 6 月 23 日，于河北沧州当地医院查：24 小时尿蛋白定量 1380 mg；血浆白蛋白 48.7 g/L；血肌酐 221 μmol/L，eGFR 32.75 ml/（min·1.73 m²），血尿酸 297 μmol/L，血尿素氮 7.49 mmol/L；血红蛋白 163 g/L。刻下症：时有乏力，口干渴，晨起口中黏腻，纳可，寐安，泡沫尿，夜尿 1 次，大便软，日行 1～3 次，无水肿。

体格检查：血压 120/80 mmHg；双下肢无水肿；舌淡暗胖、边有齿痕、中裂、尖芒刺，舌底略红，苔薄白、根黄腻滑，脉濡沉略细、尺弱。

中医诊断：肾衰病（脾肾气虚，湿热瘀阻）。

西医诊断：肥胖相关性肾病，慢性肾脏病 3b 期，高尿酸血症。

处方：

| 生黄芪 12 g | 赤芍 12 g | 防风 9 g |
| 荆芥炭 10 g | 苍术 9 g | 黄柏 6 g |

怀牛膝 12 g	萆薢 12 g	土茯苓 12 g
夏枯草 10 g	丹参 12 g	积雪草 12 g
赤小豆 15 g	石莲子 10 g	

水煎服，7 剂，每日 1 剂，分早晚 2 次服用。患者每周定期复诊，予前方化裁。

饮食宜忌：忌食辛辣刺激性食物，如辣椒、蒜苗、韭菜、葱、姜、蒜、大料、胡椒、咖喱、香椿、香菜等；忌食温补之品以及高热量食物；适当运动，减重。

复诊：2023 年 7 月 18 日。患者乏力症状已除，口干渴缓解，余无不适症状。纳可，寐安，小便调，夜尿 1 次，大便成形，日行 1~2 次，平时保持体育锻炼。血压 128/80 mmHg，双下肢无水肿。予前方去赤小豆加芡实 15 g、焦三仙（各）12 g、生地榆 10 g、槐花 10 g。

患者守上方继续化裁服用，并规律复查，监测到血肌酐逐步降低。

再诊：2024 年 2 月 19 日。患者无不适症状，体重 83 kg，体重指数 25.6。纳可，寐安，小便调，夜尿 1 次，大便成形，日行 1~3 次。舌暗，边有齿痕，舌尖略红有芒刺，苔薄黄白略腻，脉濡沉弦细。于当地医院复查：血肌酐 155 μmol/L，eGFR 49.93 ml/（min·1.73 m^2），血尿酸 389 μmol/L，血尿素氮 9.99 mmol/L，24 小时尿蛋白定量 1360 mg。患者目前仍定期门诊随诊。

按语： 肥胖可以诱发和加重慢性肾脏病，其本身也可直接造成肾脏损伤。现代医学对肥胖相关性肾病发病机制的研究尚不深入，一般认为胰岛素抵抗、肾脏局部血流动力学的异常、脂质毒性、慢性炎症状态、脂肪细胞分泌的细胞因子等均可能加速了肾损伤的发生，目前尚缺乏针对性的治疗手段。中医认为肥胖相关性肾病患者往往长期过食肥甘厚味，发病机制与脾虚湿盛、痰瘀内阻相关。

本例患者为青壮年，经肾脏病理检查确诊肥胖相关性肾病，患病 8 年间，血肌酐渐进性升高。至邱模炎教授门诊初诊时，见乏力，大便软，结合舌淡暗胖、边有齿痕，尺脉弱，可知存在本虚，病位在脾肾。舌尖芒刺、舌底略红，舌根苔黄腻，脉濡沉略细，可知患者除本虚外，兼有湿、热、瘀，口干渴亦为湿热阻遏、津液不得上承而致。处方二妙丸＋黄芪赤风汤加味治疗。邱模炎教授多将黄芪赤风汤应用于慢性肾脏病兼有湿、热、瘀者，生黄芪培补正气之虚损，赤芍活血凉血，防风开郁泄热防温补太过，三药共用，使补益的同时周身之气通而不滞，血活而不瘀；二妙之苍术燥湿升阳，阳运则枢机通利，黄柏苦以燥湿，长于清下焦湿热，湿化则气机通畅，同时配伍荆芥炭共同调畅气机；加牛膝补益肝肾，兼活血，又与二妙相合，清热燥湿；萆薢、土茯苓分清降浊，令湿浊毒邪自小便而去，与二妙丸同为"分消湿热"；积雪草、夏枯草、丹参凉血活血化瘀；赤小豆可清湿毒；石莲子固肾摄精、清心健脾，常用于湿热兼有本虚的蛋白尿患者。患者服用中药半月后，舌根黄腻苔渐褪，湿热渐消，守方去赤小豆，加入焦三仙以杜生湿之源；加芡实，与石莲子组成药对，清利湿热并兼补脾肾；加生地榆、槐花凉血活血巩固疗效。

患者初诊前，于河北沧州当地医院、北京协和医院多次检查，eGFR（31～33）ml/（min·1.73 m²），临床评估肾小球滤过率、肾功能后判断为慢性肾脏病 3b 期，经近一年的中药治疗，患者肾功能改善，eGFR 升至约 50 ml/（min·1.73 m²），属慢性肾脏病 3a 期，目前仍于邱模炎教授门诊定期随访。

医案 13　肾衰病 2（慢性肾脏病 3 期）

贺某，男，65 岁。

初诊： 2023 年 1 月 5 日。

病史： 2022 年 9 月 7 日患者于外院行左肾上腺瘤手术，术前检查发现肾功能异常，血肌酐升高至 106 μmol/L，eGFR 63.58 ml/（min·1.73 m²），出院后复查血肌酐 108 μmol/L，10 月 26 日于外院复查血尿素氮 18.1 mmol/L，血肌酐 182 μmol/L，血尿酸 598 μmol/L。2023 年 1 月 4 日查尿常规＋沉渣均（－），血尿素氮 13.1 mmol/L，血肌酐 192 μmol/L，eGFR 30.79 ml/（min·1.73 m²），血尿酸 553 μmol/L，空腹血糖 5.52 mmol/L。刻下症：偶有腰酸，寐差，无恶心呕吐，无胸闷心悸，无乏力及肢体麻木，无口干苦，无耳鸣，小便尚调，夜尿 1 次，大便日 1 行，畅。

体格检查：血压 130/80mmHg，下肢无水肿。舌体暗胖，尖有芒刺，舌下脉络迂曲，舌中裂，苔黄略腻浊，脉濡沉细弦，重按且涩。

既往史：高血压 2 级（极高危）。

中医诊断：肾衰病（湿热浊瘀）。

西医诊断：慢性肾脏病 3b 期，高尿酸血症，高血压 2 级（极高危）。

处方：

荆芥炭 10 g	防风 6 g	怀牛膝 12 g
苍术 9 g	川黄柏 6 g	土茯苓 15 g
草薢 12 g	积雪草 12 g	生地榆 10 g
槐花 10 g	丹参 12 g	赤芍 12 g
大黄炭 5 g	焦三仙（各）12 g	

水煎服，7 剂，日 1 剂，分早晚两次餐后服用。守前方化裁，定期随诊。

复诊：2023 年 1 月 31 日。患者服药后诸症平稳，无不适主诉，大便日行 1 次。生化检查：血肌酐 155.7 μmol/L，eGFR 39.66 ml/（min·1.73 m²），血尿素氮 6.9 mmol/L，血尿酸 565 μmol/L，尿常规 + 沉渣（－）。舌体暗胖，舌边尖红，舌下脉络迂曲，苔黄腻且偏厚，脉沉细涩如前。前方去草薢，加土鳖虫 5 g、茜草 10 g。煎服法同前。

按语： 本例患者行左肾上腺瘤术前检查期间发现肾功能不全，术后肾功能进一步恶化，初诊时表现为生化指标异常。慢性肾脏病因于湿热者，多为湿热伤血，湿阻热郁，血热血瘀，日久蕴结成浊毒。患者病程中症状并不明显，仅偶有腰酸，慢性肾脏病患者腰酸腰痛，多为湿热血瘀等因素引起脉络不通而致。结合患者舌尖芒刺，舌苔黄略腻浊，可知湿热浊毒内蕴，血分郁热；舌体暗胖、舌下脉络迂曲为湿阻血瘀之象，舌中有裂纹为热郁阴伤之象；脉濡沉细弦、重按且涩者，濡主湿、沉主里热、细主阴伤，涩主瘀。故证属湿热蕴结，血热血瘀，浊毒内生。治疗采用"调补分化"之法，治湿必先化气，方用荆芥炭、防风祛风胜湿、调畅气机；三妙丸、土茯苓、萆薢利湿化浊，分消湿热；积雪草清热凉血化瘀；生地榆、槐花、丹参、赤芍清热凉血活血，有"化瘀"之效；大黄炭亦可清热凉血、逐瘀通经；焦三仙消食导滞，运化中焦脾胃，通利枢机；方中虽不用滋补之品，但重视祛邪以扶正，使邪去而正安，为"通补"之法。

患者初诊时肾功能指标血肌酐 192 μmol/L、血尿素氮 13.1 mmol/L，用药近一月后患者复查，血肌酐降至 155.7 μmol/L、血尿素氮降至 6.9 mmol/L，eGFR 亦有所升高。患者仍存湿热血瘀之象，邱模炎教授予守方加土鳖虫、茜草加强活血凉血化瘀，继续随证治之。

医案 14　肾衰病 3（慢性肾脏病 3b 期）

赵某，女，71 岁。

初诊： 2023 年 6 月 1 日。

病史： 患者蛋白尿反复发作 10 年余，发现血肌酐升高 2 年余，未行肾穿刺病理活检。辅助检查：血肌酐 134 μmol/L，eGFR 34.3 ml/（min·1.73 m²），血尿酸 539 μmol/L，血浆白蛋白 37.36 g/L，血红蛋白 101 g/L，尿蛋白（＋＋＋），尿微量白蛋白 3125.2 mg/L，尿微量白蛋白/尿肌酐 152.23 mg/mmol.Cr。

刻下症： 周身乏力，口干，偶有心悸、胸闷，时有咽痒，咳白色稀痰，纳食不馨，眠差多梦，夜尿 1 次，大便每日 1 行，偶不成形，质黏。

既往史： 高血压病史 30 余年，2015 年行冠状动脉介入造影术诊为冠状动脉粥样硬化性心脏病。

体格检查： 血压 140/60 mmHg。咽后壁充血，舌边尖红，苔黄腻，脉沉细弦、尺弱，双寸浮。

中医诊断： 肾衰病（下元亏虚，湿热瘀阻，胸阳痹阻，兼有外感）。

西医诊断： 慢性肾脏病 3b 期，肾性贫血，冠状动脉粥样硬化性心脏病，高血压 2 级（极高危）。

处方：

荆芥炭 10 g　　　　防风 6 g　　　　黄芪 12 g

草薢 12 g	土茯苓 12 g	赤芍 15 g
槐花 10 g	生地榆 10 g	丹参 12 g
积雪草 15 g	瓜蒌 15 g	薤白 10 g
远志 10 g	大黄炭 5 g	焦三仙（各）12 g
紫苏叶 6 g	苦杏仁 9 g	桔梗 9 g
黄芩 10 g	蒲公英 10 g	甘草 5 g

水煎服，7 剂，日 1 剂，分早晚两次餐后服用。

复诊： 2023 年 6 月 8 日。患者乏力、口干均减轻，咽痒干咳不明显，偶见心悸、胸闷，纳食改善，眠差多梦减轻，夜尿 2 次，大便每日 2～3 次，不成形。舌脉：舌边尖红，苔黄腻，脉沉细弦，尺弱。血压 140/80 mmHg。守上方去苏叶、桔梗、黄芩，加茜草 10 g，芡实 15 g，生牡蛎（先煎）15 g。共 7 剂，水煎服，并守方加减坚持服用。

再诊： 2023 年 6 月 25 日。患者乏力、口干、心悸、胸闷等症状均有明显减轻。复查血肌酐降至 117 μmol/L，eGFR 40.4 ml/（min·1.73 m²），血尿酸降至 480 μmol/L。后患者门诊规律随访，随证加减用药，病情稳定。

按语： 患者年逾七旬，心肾同病，下元虚损，气虚气化无力，湿热内生，湿热胶结难去，热不得宣，郁于血分，络脉瘀阻，损伤肾络，致肾失开阖；湿阻热郁，胸阳不振，周身气机升降出入不利，故乏力倦怠，时时发作心悸胸闷，舌边尖红、苔黄腻，脉沉细弦、尺弱亦为湿热瘀阻之象。加之患者外感邪气，致正气愈虚。治疗当调畅气机、补益虚损、分消湿热、凉血活血化瘀，兼通阳宣痹，辅以疏风清热。药用荆芥炭、防风开郁泄热、疏风胜湿；黄芪补益正气；土茯苓、萆薢渗湿泄浊；生地榆、丹参、赤芍、积雪草、槐花、蒲公英凉血活血化瘀；大黄炭清体内瘀滞；焦三仙消积化滞，恢复脾胃运转功能；远志宁神定志，瓜蒌、薤白通阳散结；紫苏叶、黄芩、桔梗、苦杏仁以宣肺利咽、止咳化痰。复诊时患者咽喉不适已除，外感症状明显减轻，故中病即止，予前方去紫苏叶、桔梗、黄芩。外感性疾病对慢性肾病的进展及预后存在不良影响，治疗外感的解热镇痛类西药（如非甾体消炎药）其肾毒性亦不容忽视，患者外感后及时调整中药处方，症状可以迅速减轻，标本兼治，同时避免了服用肾毒性药物的潜在风险，对于慢性肾脏患者具有一定现实意义。经中药治疗近 1 个月，患者复查血肌酐下降、肾小球滤过率有所升高，乏力、口干、寐不安等症状均有缓解。

医案 15　肾衰病 4（慢性肾脏病 5 期）

柳某，女，76 岁。

初诊：2023 年 7 月 4 日。

病史：7 年前患者因尿中异味、夜尿增多，于本院查血肌酐 160 μmol/L，eGFR 28.9 ml/（min·1.73 m^2），尿蛋白阳性，未予重视。后每年体检血肌酐波动于（160~170）μmol/L，尿蛋白阳性，具体不详。2021 年 8 月因冠心病、心绞痛于北京华信医院住院，住院期间查血肌酐（213～257）μmol/L，尿蛋白（＋＋），诊断"慢性肾功能不全，肾性贫血"，行慢性肾脏病一体化治疗。2021 年 9 月查血红蛋白 97 g/L，血肌酐 205 μmol/L，24 小时尿蛋白定量 1272 mg，之后定期监测发现血肌酐渐进性增高，就诊前查血肌酐 335.08 μmol/L，eGFR 10.9 ml/（min·1.73 m²）。刻下症：乏力倦怠严重，以致候诊期间须于平卧候诊，少气懒言，食欲差，恶心，无呕吐，厌食油腻，睡眠可，眼睑、下肢水肿，腰痛，左耳耳鸣，觉尿热，无尿频、尿急、尿痛，夜尿 5～7 次，大便通畅，日行 1 次。

体格检查：血压 135/70 mmHg，眼睑、下肢轻度水肿。舌淡红略暗胖，少苔中裂，舌底略红，脉濡沉细弦，寸关略滑，两尺弱。

既往史：2 型糖尿病、高血压 2 级、慢性心功能不全病史。

中医诊断：肾衰病（气阴两虚，湿热瘀阻，水湿内停）。

西医诊断：慢性肾脏病 5 期，肾性贫血，慢性心功能不全，2 型糖尿病，高血压 2 级（极高危）。

处方：

| 生黄芪 12 g | 夏枯草 12 g | 黄连 3 g |
| 苏叶 6 g | 炒枳壳 9 g | 竹茹 10 g |

麦冬 12 g	石斛 12 g	赤芍 12 g
法半夏 9 g	丹参 12 g	萆薢 12 g
土茯苓 15 g	苍术 9 g	玄参 12 g
大黄炭 5 g	焦三仙（各）10 g	积雪草 12 g

水煎服，7 剂，日 1 剂，分早晚两次餐后服用。

自取生姜片 1 片，如 5 分硬币大小，为药引。守上方化裁，继服 3 周。

复诊： 2023 年 8 月 1 日。患者食欲明显改善，乏力倦怠症状明显减轻，候诊时可坐着等待，尿热症状减轻，时觉胸闷气短、喜太息，夜寐可，小便有泡沫，夜尿 3~4 次，大便日行 1 次、畅。查血肌酐 263 μmol/L，eGFR 14.63 ml/（min·1.73 m²），血尿素氮 14.3 mmol/L。下肢轻度水肿。舌尖底略红、体胖暗、舌底红丝、苔薄黄白腻，脉濡、左寸略弦、两尺弱、右寸关弦滑有力。

处方：

生黄芪 12 g	夏枯草 12 g	黄连 3 g
苏叶 6 g	炒枳壳 9 g	竹茹 10 g
麦冬 12 g	石斛 12 g	赤芍 12 g
法半夏 9 g	丹参 12 g	萆薢 12 g
土茯苓 15 g	苍术 9 g	玄参 12 g
焦三仙（各）12 g	防风 6 g	生地榆 10 g
槐花 10 g	半枝莲 12 g	

水煎服，7剂，日1剂，分早晚两次餐后服用。

患者服药后症状基本稳定，定期随诊，予上方随证化裁。

按语： 该患者慢性肾衰竭日久，本次主因倦怠乏力、恶心、食欲差等症就诊，辨证为气阴两虚，湿热瘀阻，水湿内停。脾主肌肉，湿热困阻脾胃则气机阻滞、水谷精微无法滋润、濡养肌肉而发挥正常功能，患者即表现为严重的倦怠乏力；脾胃为升降之枢纽，湿热阻滞气机，升降失和，不能通降则逆而上犯发为呕恶。

邱模炎教授用黄连苏叶饮合温胆汤加减同时辅以益气养阴治疗。关于黄连苏叶饮，清代薛生白认为："肺胃不和，最易致呕。盖胃热移肺，肺不受邪，还归于胃。必用川连以清湿热，苏叶以通肺胃，投之立愈者，以肺胃之气非苏叶不能通也。分数轻者，以轻剂恰治上焦之病耳。"王孟英认为："此方药止二味，分不及钱，不但治上焦宜小剂，而轻药竟可以愈重病，所谓轻可去实也……盖气贵流通，而邪气挠之，则周行窒滞，失其清虚灵动之机，反觉实矣。惟剂以轻清，则正气宣布，邪气潜消，而窒滞者自通，设投重药，不但已过病所，病不能去，而无病之地，反先遭其克伐……川连不但治湿热，乃苦以降胃火之上冲。苏叶味甘辛而气芳香，通降顺气，独擅其长，然性温散，故虽与黄连并驾。"邱模炎教授应用苏叶配伍黄连，一升一降宣通气机郁结之时得苦寒通泄沉降之助，清泄热结又无寒凉太过之弊，且二者量均较小，治上焦轻清如羽，轻宣灵动，直达病所。湿热去则肺胃和，气机畅则呕恶止。另生姜辛温走散，作为药引能够和胃降逆而止呕。同时黄连、生姜为经典药对，二者合用，黄连苦寒降逆，生姜和胃止呕，性温，兼制约黄连之苦寒。方中枳壳、竹茹、法半夏，取温胆汤之意，其中半夏辛温，燥湿化痰，降逆和胃，竹茹清热化痰，除烦止呕，二药一温一凉，枳壳理气宽中，以加强和胃降逆之功。土茯苓、萆薢、积雪草等清热利湿化浊；赤芍、丹参、大黄炭等清热凉血化瘀；焦三仙消食和中，以杜生湿之源；夏枯草味辛能行能散，与黄芪配伍，补而不滞。经治疗，患者食欲明显改善，乏力症状明显减轻，血肌酐明显下降。

参考文献

［1］宋雨衡，张翠芳，邱模炎，等. 邱模炎教授运用"调补分化"法改善慢性肾衰竭合并 PCI 术后患者肾功能临床经验［J］. 福建中医药，2023，54（11）：35－37. DOI：10.13260/j. cnki. jfjtcm. 2023. 11009.

［2］陈琳，浮金晨，王怡菲，等. 邱模炎教授运用"调补分化"法改善造影剂肾病预后的临证经验［J］. 中国中西医结合肾病杂志，2022，23（11）：946－948. DOI：10. 3969/j. issn. 1009－587X. 2022. 11. 003.

［3］刘淑娟，李奇阳，邱模炎，等. 邱模炎运用"调补分化法"治疗慢性尿酸性肾病的思路［J］. 中华中医药杂志，2020，35（1）：238－240.

［4］宋雨衡，邱模炎，栾洁，等. 邱模炎教授基于经典名方治疗慢性肾脏病的用药经验撷萃［J］. 中国中西医结合肾病杂志，2023，24（11）：950－952. DOI：10.3969/j. issn. 1009－587X. 2023. 11. 005.

［5］王绍华，邱模炎，李葆青，等. 邱模炎应用生脉不同剂型防治透析低血压的临床经验［J］. 中华中医药杂志，2010，25（4）：634－636.

［6］姚晨思，邱模炎，李奇阳，等. 邱模炎运用"调补分化"法从三焦论治膜性肾病［J］. 中医学报，2020，35（9）：1925－1929. DOI：10.16368/j. issn. 1674－8999. 2020. 09. 431.

［7］王冀东，赵程博文，尉万春，等. 邱模炎教授从"调补分化"论治 IgA 肾病经验［J］. 中国中西医结合肾病杂志，2017，18（6）：475－477. DOI：10.3969/j. issn. 1009－587X. 2017. 06. 003.

［8］刘鹏，邱模炎，李楠，等. 邱模炎教授对糖尿病肾病中医临证与科研思路拾遗［J］. 中国中西医结合肾病杂志，2017，18（4）：349－350. DOI：10.3969/j. issn. 1009－587X. 2017.04.020.

［9］李奇阳，邱模炎，何流，等. 邱模炎教授运用"调补分化法"治疗慢性尿酸性肾病的思路［C］. //世界中医药学会联合会肾病专业委员会第十二届学术年会论文集. 2018：272－275.

［10］尉万春，刘鹏，王冀东，等. 邱模炎教授应用"调补分化"法治疗尿酸性肾病的经验［C］. //2017 中华中医药学会肾病分会学术年会暨第 30 次全国中医肾病学术交流会论文集. 2017：142.

［11］李楠，孙慧，王缮. 邱模炎用柴胡剂治疗尿路感染的思路与经验［J］. 北京中医药，2008，27（5）：344－347.

［12］刘蕊蕊，褚焱. 中医要崛起 东亚非病夫——访 2011 科学中国人年度人物中国中医科学院望京医院主任医师邱模炎［J］. 科学中国人，2012（17）：32－33. DOI：10.3969/j. issn. 1005－3573. 2012. 17.011.

［13］王怡菲，李鹏辉，张芳，等. 基于 HIS 数据的糖尿病肾脏疾病Ⅲ~Ⅳ期中医证候特点及其影响因素研究［J］. 世界中医药，2022，17（5）：607－613. DOI：10.3969/j. issn. 1673－7202.2022.05.003.

［14］李晓娟，邱模炎，闫二萍，等. 灸脐法对维持性血液透析患者衰弱的临床护理观察与研究［J］. 中国中西医结合肾病杂志，2022，23（8）：736－737. DOI：10.3969/j. issn. 1009－587X. 2022.08.026.

［15］闫二萍，邱模炎，王绍华，等. 新冠疫情期间血透患者 13 例突发事件应急处置的经验体会［J］. 中国中西医结合肾病杂志，2021，22（1）：60－61. DOI：10.3969/j. issn. 1009－587X. 2021.01.017.

[16] 王绍华，李晓娟，栾洁，等. 循经砭术改善血液透析患者运动功能的临床研究 [J]. 中国中西医结合肾病杂志，2021，22（3）：218 - 221. DOI：10.3969/j.issn.1009 - 587X.2021.03.009.

[17] 熊莉莉，邱模炎，柯应水，等. 维持性血液透析高磷血症舌象特征的多中心横断面调查分析 [J]. 中国中西医结合肾病杂志，2021，22（9）：774 - 777. DOI：10.3969/j.issn.1009 - 587X.2021.09.007.

[18] 宋欣芸，慕静，邱模炎，等. 苏叶黄连汤加减治疗慢性肾衰竭呕吐的经验总结 [J]. 中国中西医结合肾病杂志，2019，20（1）：54 - 55. DOI：10.3969/j.issn.1009 - 587X.2019.01.016.

[19] 陈琳. 穴位贴敷改善血液透析患者营养不良和生存质量的临床研究 [D]. 北京：中国中医科学院，2023.

[20] 王怡菲，邱模炎，裴颢，等. 基于24个省市自治区诊疗方案的新型冠状病毒肺炎中医病因病机与证素特点探讨 [J]. 天津中医药，2020，37（5）：496 - 502. DOI：10.11656/j.issn.1672 - 1519.2020.05.04.

[21] 王怡菲，邱模炎，裴颢，等. 中医药辨治新型冠状病毒肺炎的组方及用药规律探析 [J]. 世界中医药，2020，15（3）：344 - 347. DOI：10.3969/j.issn.1673 - 7202.2020.03.008.

[22] 邱模炎，王绍华，李艳慧，等. 中医医疗机构血透室防控新型冠状病毒肺炎的思考 [J]. 康复学报，2020，30（1）：2 - 4. DOI：10.3724/SP.J.1329.2020.01002.

[23] 王绍华，邱模炎，栾洁，等. 中医医疗机构血液透析室新型冠状病毒肺炎防控流程与中医药参与探讨 [J]. 天津中医药，2020，37

（4）：368 − 371. DOI：10.11656/j. issn. 1672 − 1519.2020.04.04.

［24］柯应水，邱模炎，何流，等. 基于文献的血液透析中医证候及证候要素的研究［J］. 中国中西医结合肾病杂志，2020，21（6）：508 − 511. DOI：10.3969/j. issn. 1009 − 587X.2020.06.012.

［25］栾洁，邱模炎，陈朝霞，等. 现有新型冠状病毒感染相关血液净化中心的防控方案初步比较［J］. 中国中西医结合肾病杂志，2020，21（3）：275 − 277. DOI：10.3969/j. issn. 1009 − 587X.2020.03.030.

［26］邱模炎，熊莉莉，王怡菲，等. 草果古今应用考略及其防治疫病作用［J］. 天津中医药，2020，37（9）：984 − 989. DOI：10.11656/j. issn. 1672 − 1519.2020.09.06.

［27］邱模炎，邹浩，李奇阳，等. 从新型冠状病毒肺炎现有期刊文献看外感热病的学术争鸣［J］. 福建中医药，2020，51（1）：11 − 12.

［28］付秋菊，徐敬宣. 基于 CNKI 数据库中医药防治新型冠状病毒感染相关研究的可视化分析［J］. 世界科学技术 − 中医药现代化，2021，23（2）：606 − 612. DOI：10.11842/wst. 20200310008.

［29］李楠，邱模炎. 试论胆病不寐［J］. 中国中医基础医学杂志，2011，17（1）：35 − 36.

［30］李楠，邱模炎. 卫气营血辨证及近代医家发挥浅析［J］. 中国中医基础医学杂志，2011，17（3）：255 − 256.

［31］邱模炎，王红，朱莉，等. 风药治疗慢性肾脏病的临床研究［C］. //中华中医药学会第二十六次肾病分会学术交流会议论文集. 2013：486 − 495.

［32］邱模炎，姜岳，赵宗江，等. 真武汤抗大鼠肾间质纤维化作用的研

究［J］. 中国实验方剂学杂志，2010，16（17）：177－180. DOI：
10.3969/j. issn. 1005－9903. 2010. 17. 052.

［33］姜岳，邱模炎，孙慧，等. 真武汤对慢性肾衰竭大鼠肾功能影响的
实验研究［J］. 中国实验方剂学杂志，2008，14（11）：42－44.
DOI：10.3969/j. issn. 1005－9903. 2008. 11. 015.

［34］孙慧，邱模炎，李葆青，等. 灸疗对维持性血液透析患者生存质量
的影响［J］. 中国针灸，2008，28（5）：321－324.

［35］姜岳，邱模炎，孙慧，等. 绿茶抗大鼠肾间质纤维化作用的实验研
究［J］. 茶叶科学，2008，28（5）：353－357. DOI：10.3969/j.
issn. 1000－369X. 2008. 05. 007.

［36］王绍华，邱模炎，栾洁，等. 终末期肾脏病中医证候特点与肾性贫
血治疗达标率相关性的初步研究［J］. 中国中医基础医学杂志，
2008，14（2）：125－126，128. DOI：10.3969/j. issn. 1006－3250.
2008. 02. 020.

［37］李春辉，曹钋，钟剑，等. 耳穴压丸联合生脉胶囊改善血液透析患
者瘙痒程度的临床研究［J］. 现代中医临床，2018，25（1）：1－
7. DOI：10.3969/j. issn. 2095－6606. 2018. 01. 001.

［38］柯应水，邱模炎，崔刚，等. 调理脾胃灸疗对 PEW 血透患者血中肉
碱谱代谢影响［J］. 辽宁中医药大学学报，2019，21（6）：171－
174. DOI：10.13194/j. issn. 1673－842x. 2019. 06. 046.

［39］刘鹏，邱模炎，陈志强，等. 在新型冠状病毒肺炎疫情期间开展跨
省市血液透析领域中医临床科研工作的思路与经验［J］. 福建中医
药，2020，51（3）：7－8. DOI：10.3969/j. issn. 1000－338X. 2020.
03. 003.

［40］邱模炎，朱佳卿．"湿热伤血"理论探讨及赵绍琴的辨治经验
［J］．中医杂志，2003，44（11）：815 – 817．DOI：10.3321/j.issn：
1001 – 1668.2003.11.011．

［41］陈琳，王绍华，邱模炎，等．穴位贴敷法治疗维持性血液透析患者
营养不良的疗效观察［J］．上海针灸杂志，2023，42（11）：1151 –
1156．DOI：10.13460/j.issn.1005 – 0957.2023.11.1151．

［42］王绍华，邱模炎，钱晋，等．耳穴贴压改善维持性血液透析患者高
血压的临床观察［J］．现代中西医结合杂志，2016，25（25）：
2789 – 2791．DOI：10.3969/j.issn.1008 – 8849.2016.25.018．

［43］闫二萍，邱模炎，任建伟，等．辨证施灸方案改善维持性血液透析
患者营养不良的临床观察［J］．中国中西医结合肾病杂志，2016，
17（12）：1063 – 1067．DOI：10.3969/j.issn.1009 – 587X.2016.
12.010．

［44］栾洁，王绍华，邱模炎，等．甲钴胺注射液治疗维持性血液透析患
者不安腿综合征疗效观察［J］．现代中西医结合杂志，2015（22）：
2436 – 2437，2442．DOI：10.3969/j.issn.1008 – 8849.2015.22．

［45］赵文景，王梦迪．燕京医学流派中医肾病名家学术思想［M］．中
国中医药出版社，2023．

［46］李葆青，邱模炎，李楠，等．灸法治疗血液透析中低血压的临床观
察［J］．世界中医药，2013（10）：1233 – 1236．DOI：10.3969/j.
issn.1673 – 7202.2013.10.036．

［47］李葆青，邱模炎，李楠，等．清热化湿、活血泻浊法对肾小球硬化
大鼠肾组织病理的影响［J］．现代中西医结合杂志，2014（22）：
2405 – 2408．DOI：10.3969/j.issn.1008 – 8849.2014.22.005．

［48］邱模炎，柯应水，崔刚，等．基于氨基酸谱变化特征的灸疗改善血透患者 PEW 效应机制研究［C］．//2018 年中国医院协会血液净化中心管理分会年会暨第十届中国血液净化论坛、第三届亚太地区透析通路会议 & 2017 年河南省医学会血液净化学术年会论文集．2018：1 - 10.

［49］段瑶，陈纪仲，凌书策，等．赵绍琴教授治疗慢性肾衰基本经验方中凉血药配伍作用的实验研究［C］．//第四次全国温病学论坛论文集．2018：233 - 239.

［50］孙仲宜，邱模炎，郝建荣，等．调理脾胃灸法改善血液透析患者营养状况的多中心临床研究［J］．现代中西医结合杂志，2012，21（7）：685 - 687．DOI:10. 3969/j. issn. 1008 - 8849. 2012. 07. 001.

［51］陈广垠，邱模炎，王春楠．原发性高血压肾损害中医证素的初步研究［J］．中国中医急症，2012，21（11）：1747 - 1749．DOI:10. 3969/j. issn. 1004 - 745X. 2012. 11. 013.

［52］李葆青，王绍华，李明贤，等．中医药治疗慢性肾功能衰竭湿热浊瘀证临床观察［J］．中国中医药信息杂志，2008，15（3）：71 - 72．DOI:10. 3969/j. issn. 1005 - 5304. 2008. 03. 037.

［53］邱模炎，李葆青，王绍华，等．赵绍琴教授基本经验方延缓慢性肾衰竭进展的初步实验研究［J］．中国中西医结合肾病杂志，2007，8（2）：108 - 109．DOI:10. 3969/j. issn. 1009 - 587X. 2007. 02. 019.

［54］邱模炎，吴蔚，朱佳卿．中国传统医学非药物疗法研究中存在的问题［J］．中国中医药信息杂志，2002，9（12）：1 - 2．DOI:10. 3969/j. issn. 1005 - 5304. 2002. 12. 001.

［55］李奇阳，邱模炎，何流，等．调理脾胃灸法改善脾肾阳虚证血透患

望京醫鏡｜肾脏病中医临证与传承创新实录

者排便情况的理论和实践探讨［J］. 中华中医药杂志，2021，36（9）：5342－5344.

［56］邱模炎，王红，孙仲宜，等. 灸药结合改善血透低血压患者生活质量的临床研究［C］. //中华中医药学会2013年学术年会论文集. 2013：200－205.

［57］闫二萍，邱模炎，王绍华，等. 血液透析患者蛋白质能量消耗的机制、评价及治疗［C］. //中华中医药学会第二十六次肾病分会学术交流会议论文集. 2013：740－742.

［58］邱模炎，孙仲宜，王绍华，等. 灸药结合改善血透低血压患者生存质量的临床研究［C］. //中华中医药学会第二十六次肾病分会学术交流会议论文集. 2013：745－749.

［59］邱模炎，王汉斌，曹钊，等. 灸药结合防治血液透析中低血压（厥脱证）的临床研究［C］. //中华中医药学会第二十六次肾病分会学术交流会议论文集. 2013：88－91.

［60］邱模炎，郝建荣，王汉斌，等. 灸药结合防治血液透析中低血压（厥脱证）的临床研究［C］. //中华中医药学会2013年学术年会论文集. 2013：194－199.

［61］邱模炎，闫二萍，浮金晨，等. 调理脾胃灸法改善血液透析患者生存质量的多中心临床研究［C］. //中华中医药学会第二十六次肾病分会学术交流会议论文集. 2013：737－739.

［62］邱模炎. 调理脾胃灸法改善尿毒症血透患者生存质量的临床研究［D］. 北京：中国中医科学院，2012.

［63］邱模炎，张启蒙，梁富，等. 调理脾胃灸法改善血透患者营养状况的多中心临床研究［C］. //2011中国针灸学会年会论文集. 2011：

254 – 260.

[64] 邱模炎，孙慧，李楠，等. 糖尿病对维持性血液透析患者生存质量影响的初步观察 ［C］. //第十二届全国中医糖尿病大会论文集. 2010：133 – 137.

[65] 王绍华. 循经砭术改善血液透析患者运动功能的临床研究 ［D］. 北京：中国中医科学院，2021.

[66] 邱模炎，姜岳，赵宗江，等. 真武汤抗大鼠肾间质纤维化作用的实验研究 ［C］. //第 10 届全国中西医结合肾脏病学术会议论文集. 2009：434 – 440.

[67] 邱模炎. 从病例谈糖尿病肾病治疗中辨证使用中成药的问题 ［C］. //2009 年首届全国糖尿病及代谢性疾病与肾脏病学术会议论文集. 2009：137 – 138.

[68] 邱模炎，姜岳，孙慧. 绿茶改善慢性肾衰竭大鼠肾功能的实验研究 ［J］. 中国茶叶，2008，30（7）：18 – 19，35. DOI:10.3969/j.issn. 1000 – 3150.2008.07.005.

[69] 邱模炎，孙慧，李葆青，等. 灸疗预防血液透析中低血压的临床研究 ［C］. //第二届（第 21 次）中华中医药学会肾病分会学术会议论文集. 2008：408 – 410.

[70] 邱模炎，姜岳，孙慧，等. 真武汤对慢性肾衰竭大鼠肾脏保护作用的实验研究 ［C］. //第二十次全国中医肾病学术会议论文集. 2007：387 – 390.

[71] 邱模炎，李葆青，姜岳，等. 中国传统医学非药物疗法分类体系的研究 ［C］. //庆祝中国中医研究院成立 50 周年首届中医药发展国际论坛暨首届中医药防治艾滋病国际研讨会论文集. 2005：241 – 244.

［72］邱模炎，李葆青，姜岳，等. 赵绍琴教授从"湿热伤血"论治慢性肾脏病的学术思想［C］.//庆祝中国中医研究院成立50周年首届中医药发展国际论坛暨首届中医药防治艾滋病国际研讨会论文集. 2005：260－264.

［73］邱模炎，朱佳卿. 中国医学非药物疗法研究概况与发展趋势［C］.//北京中医药学会年会论文汇编. 北京：北京中医药学会，2003：105－106.

［74］邱模炎，李葆青. 赵绍琴教授从"湿热伤血"论治慢性肾脏病的学术思想［C］.//第十七次全国中医肾病学术交流会议资料汇编. 2005：184－187.

［75］胡荫奇，侯小兵，高峰，等. 对SARS的中医认识和中西医结合治疗的优势［C］.//中医药防治SARS学术交流专辑. 2003：132－137.

［76］邱模炎，高杰东. 中医疫病论衡——兼谈SARS的中医辨治、预防和研究思路及其意义［C］.//中医药防治SARS学术交流专辑. 2005：348－351.

［77］邹浩，柯应水，姚晨思，等. 从湿热伤血浅析新型冠状病毒肺炎血分病变［J］. 北京中医药，2020，39（9）：925－926. DOI：10.16025/j.1674－1307.2020.09.006.

［78］姚晨思. 维持性血液透析患者疲乏的中医证候分布特点及影响因素研究［D］. 北京：中国中医科学院，2020.

［79］尉万春，颜文强，邱模炎，等. 赵绍琴温病学术思想撷要［J］. 中华中医药杂志，2020，35（8）：3906－3908.

［80］邱模炎，黄苏萍，裴颢，等. 从SARS到禽流感与COVID－19谈中

医药防疫的研究思路及其意义 ［J］. 中国中医基础医学杂志，2020，26（4）：424－425，435. DOI：10. 3969/j. issn. 1006－3250. 2020. 04. 003.

[81] 闫二萍，邱模炎，崔刚，等. 不同灸疗方案对蛋白质能量消耗血透患者氨基酸与肉碱代谢的影响 ［J］. 中华中医药杂志，2020，35（11）：5835－5837.

[82] 李奇阳. 维持性血透患者慢性便秘中医证候特点及其与生存质量相关性研究 ［D］. 北京：中国中医科学院，2019.

[83] 何流. 维持性血透患者虚弱综合征的中医证素特点及灸疗改善作用研究 ［D］. 北京：中国中医科学院，2019.

[84] 王冀东. 维持性血液透析伴钙磷代谢异常患者中医证候规律研究 ［D］. 北京：中国中医科学院，2018.

[85] 尉万春. 灸疗对血液透析患者营养不良的改善作用及对体成分的影响 ［D］. 北京：中国中医科学院，2017.

[86] 王红. 灸药结合防治血液透析中低血压（厥脱证）的临床研究 ［D］. 北京：中国中医科学院，2013.

[87] 何流，邱模炎，刘鹏，等. 张仲景虚劳病学术思想对血透患者虚弱综合征的诊疗指导 ［J］. 中华中医药杂志，2018，33（6）：2520－2522.

[88] 王绍华，邱模炎，宋欣芸，等. 维持性血液透析患者运动功能的影响因素分析 ［J］. 中华中医药杂志，2018，33（11）：5208－5211.

[89] 曹钊，刘福生，任可，等. 耳针压丸联合生脉胶囊改善血液透析患者口渴及低血压的多中心随机对照研究 ［J］. 中华中医药杂志，2018，33（9）：4213－4216.

[90] 李楠. 赵绍琴教授经验方抗大鼠肾小球硬化的实验研究 ［D］. 北

京：中国中医科学院，2011.

[91] 孙慧. 灸疗对透析中低血压和患者生存质量影响的临床研究 ［D］. 北京：中国中医科学院，2008.

[92] 姜岳. 真武汤对慢性肾衰竭大鼠肾脏保护作用的实验研究 ［D］. 北京：中国中医科学院，2007.

[93] 李葆青. "赵绍琴教授辨治方案"治疗慢性肾衰湿热浊瘀证的临床应用研究——附基本方的初步实验研究 ［D］. 北京：中国中医研究院，2005.

[94] 闫二萍，邱模炎，任建伟，等. 不同灸疗方案对血液透析患者营养不良的影响 ［J］. 中华中医药杂志，2017，32（5）：2233 - 2236.

[95] 刘鹏，邱模炎，段瑶，等. 中药代茶饮改善血液透析患者口渴症状的临床研究 ［J］. 辽宁中医杂志，2016，43（12）：2548 - 2551. DOI：10. 13192/j. issn. 1000 - 1719. 2016. 12. 028.

[96] 栾洁，孙仲宜，刘文军，等. 基于证素分析的维持性血液透析患者证候特征研究 ［J］. 中华中医药杂志，2016，31（9）：3752 - 3755.

[97] 尉万春，邱模炎. 大数据时代下的中医临证辨治模式探讨 ［J］. 中华中医药杂志，2016，31（7）：2581 - 2583.

[98] 尉万春，李伟，刘文毅，等. 活血四妙汤对高尿酸血症大鼠早期肾损害肾组织 CD40 表达的影响 ［J］. 中华中医药杂志，2015，30（5）：1748 - 1752.

[99] 李楠，邱模炎，郝建荣，等. 灸法治疗维持性血液透析患者虚证：随机对照研究 ［J］. 中国针灸，2011，31（1）：15 - 18.

[100] 闫二萍，邱模炎，任建伟，等. 辨证施灸方案对维持性血液透析患者肌肉运动康复的影响 ［J］. 康复学报，2016，26（4）：6 -

10，16．DOI：10.3724/SP.J.1329.2016.04006.

[101] 王绍华，邱模炎，孙慧，等.《伤寒论》中非药物疗法初探 ［J］.
北京中医药，2008，27（2）：117－118.

[102] 李楠，邱模炎，郝建荣，等. 灸法治疗维持性血液透析虚证患者：
随机对照研究 ［J］. 世界针灸杂志（英文版），2011，21（3）：
20－25，34.

[103] 邱模炎，刘鹏，李楠，等. 糖尿病肾病临证与科研偶得 ［C］. //
中华中医药学会糖尿病分会 2016 年学术年会暨第十七次中医糖尿
病大会论文集. 2016：45.

[104] 王蓁. 清热化湿、活血泻浊法在延缓慢性肾功能衰竭进展中的临
床应用 ［D］. 北京：北京中医药大学，2008.

[105] 邱模炎，尉万春，任建伟，等. 灸疗改善血液透析患者营养不良
的临床研究 ［C］. //2017 中华中医药学会肾病分会学术年会暨第
30 次全国中医肾病学术交流会论文集. 2017：372－373.

[106] 邱模炎，尉万春，任建伟，等. 血液透析患者营养不良与脾虚证
候相关性研究 ［C］. //2017 中华中医药学会肾病分会学术年会暨
第 30 次全国中医肾病学术交流会论文集. 2017：392.

[107] 邱模炎，栾洁，孙仲宜，等. 维持性血液透析患者中医证素与证
候的初步研究 ［C］. //首届世界中医药大会夏季峰会暨"一带一
路"中医药发展国际研讨会论文集. 2015：45－46.

[108] 姜岳，邱模炎，李葆青. 中医非药物疗法防治慢性肾衰竭研究进
展 ［J］. 慢性病学杂志，2013（8）：605－608.

[109] 邱模炎，李葆青，王建国，等. 中医疫病学概要及 SARS 的中医防
治、研究思路及其意义 ［J］. 中国医学研究与临床，2004，002

（13）：29 – 32.

[110] 高杰东，邱模炎，杨国华，等.《松峰说疫》避瘟方分析 ［J］. 中国民族医药杂志，2003，（S1）：31.

[111] 邱模炎，张佐茹，王琦，等. 中国民间非药物疗法特色与优势的文献调查和研究 ［J］. 中国自然医学杂志，2000，（2）：118 – 119.

[112] 邱模炎. 回归自然与非药物疗法 ［J］. 食品与健康，1995（1）：35.

[113] 邱模炎. 赵绍琴从温热伤血论治慢性肾炎的经验：66 例临床资料总结 ［J］. 山西中医，1990，6（5）：10 – 13.

[114] 邱模炎. 湿热伤血证的理论探讨和临床研究 ［D］. 北京：北京中医学院，1989.